脳が老化している人に見えている世界

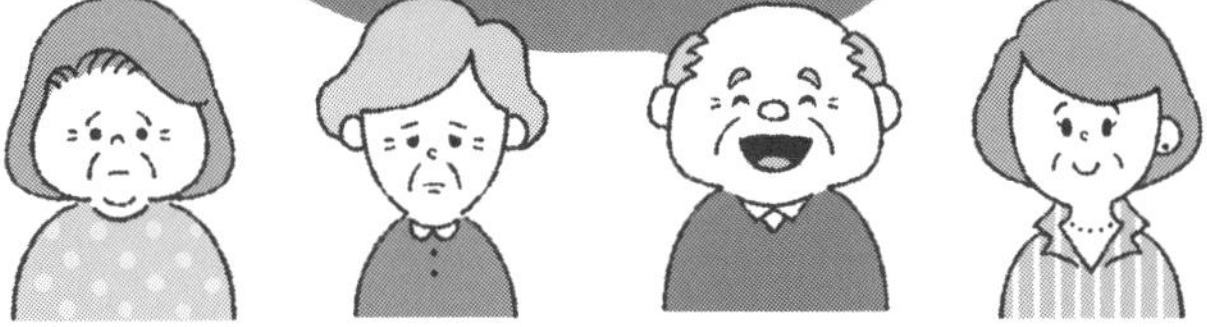

米山 公啓

アスコム

はじめに

「相手が何を言っているのかわからなくてイライラする」

「名前や言葉がすぐに出てこなくて、そのたびにもどかしい思いをする」

「相手が自分を理解してくれないと思うことがしょっちゅうある」

これまでどおり普通にしているつもりなのに、なんとなくうまくいかないことが増えている、コミュニケーションがとりづらくなっている気がする――。こんなことはありませんか。

そう言われて思い返してみたら、**最近、同じ話を繰り返していると言われる。昨日の夜に何を食べたのか思い出せない。**

ひょっとしたら自分は認知症なのでは、と不安でたまらなくなるかもしれません。

まず、お伝えしたいことがあります。

脳は、成人後すぐに老化が始まるといわれています。

よく「最近、年のせいか頭の回転が鈍くなっている」「どうも老化が始まってもの覚えが悪くなった」などと聞きます。でも、実は脳の老化現象は、もうずっと前から始まっているのです。脳の老化は、高齢になってから始まるわけではありません。

さまざまな研究機関が明らかにしていることですが、人の名前を覚える力は20歳前後がピークです。顔を覚える力は30歳前後。集中力のピークはだいぶ頑張って、それでも40歳がピーク。いずれの力も、そのあとはだんだんと衰えていきます。

ただし、ここが大切なのですが、それには個人差があるということです。

まだ若いのに脳が老化しているんじゃないかという人もいれば、逆に、かなりのお年なのにすごい記憶力で頭の回転も速い、脳が老化していない人もいます。

その差は何か。

いろいろな理由がありますが、私は生活習慣や環境が大きな要因になっていると考えています。

健康な生活を送ること、脳を刺激する活動を行うこと、ストレスを減らすことなどで脳の健康は保たれるのです。**脳の老化は、自分の力でなんとかなるものなのです。**

ただし、脳の老化を自分で遅らせるためには、まず脳が老化していることを自覚する必要があります。自覚することで、しっかりとした対処ができます。

脳が老化している兆候に最初に気づくのは、本人です。もの忘れによる失敗や、今までやっていた家事や仕事がうまくいかないということが徐々に起きてきます。

そして、「なんとなくおかしい」と感じ、不安を覚え始めます。

それでも、自分の「脳の老化」を自覚するのは難しいようです。なぜなら、**まだ「脳が老化している人が見えている世界」をよく知らないからです。**

本書では、脳が老化する人がやっている習慣、行動を紹介します。また、脳の老化を防ぐつもりでやっている間違った習慣も紹介します。

自分の脳が老化するのでは、という不安は多くの人が抱えています。そして、そうならないように、いろいろな情報を仕入れて、習慣や食生活を変えようとします。

実は、そのなかに脳の老化を進めてしまう習慣もあるのです。

まずは、「脳の老化」について正しい知識を身につけてください。そのうえで「脳の老化」を遅らせる方法を試してほしいのです。

認知症は治りません。でも、脳の老化を遅らせることはできます。そのためには、まず、自分の状態を正しく理解し、何をすべきなのかを知ることが大切です。

皆さんも、本書で紹介する方法を生活に取り入れて、いつまでも脳が老化しない人になりましょう。

医学博士　米山公啓

脳が老化している人に見えている世界　目次

序章

まずは知ることを始めよう
私の脳ってどうなっているの？

第1章

その「思考」、続けているとボケてしまいます！

第2章

70歳からの、やってはいけない生活習慣

第3章 70歳からの、やってはいけない食生活

第4章

70歳からの、やってはいけない運動習慣

序章

まずは知ることを始めよう
私の脳って
どうなっているの？

脳は年をとっても成長するのか

「脳の発達のピークは成人するまで」なんだから、これからますます年をとるのに、今よりも「頭がシャッキリする」なんてことはもうありえないと思っている人がいるかもしれません。

たしかに、多くの脳神経学の本に**「成人すると1日2万から10万個の脳神経細胞が減っていく」**と書かれています。

しかし、これは使われていない脳細胞が減っていくという話です。「脳神経細胞が減っていく」ことと、「脳機能が衰えていく」ということはイコールではありません。

脳が発達するのは10代

人の脳は、0～4歳の間に後頭葉、3～4歳で頭頂葉、10代で前頭葉と、後ろから前のほうに発達していきます。

頭頂葉は体の感覚を認識したり、複雑な動作を行えるようにしたりする場所です。頭の真後ろにあるのが後頭葉、その上に位置するのが頭頂葉です。

頭頂葉が発達する乳幼児期の子どもは、すぐに立つようになり、歩くようになり、走ったり、跳んだり、自分でスプーンを握って食事することができるようになります。大人では考えられないくらいのスピードで「できること」が増えていくのです。

4歳から6歳ぐらいまでの就学期の子どもは、**知的な能力を司る前頭葉が特に発達します。**前頭葉の位置は頭頂葉よりも前のほうで、頭のてっぺん近くから額のあたりまでです。

この時期の子どものもの覚えのよさにも驚かされます。たとえば、小学生は6年間で1026字の漢字を覚えます。小学4年生は、1年間で202字もマスターします。

10代になっても前頭葉の発達は続きます。英単語も、中学3年生までで1800語、高校3年生まででは最大で5000語を覚えるとされています。

高校生の頃の脳と比べると、読者の皆さんの脳はまったく違っています。ですから、漢字の書き取りや英語の学び直しをやって認知症を予防しようと思っても、「ちょっと気楽に」始めるには、残念ながらかなりハードルが高いでしょう。

認知機能のピークは、能力によって異なる

しかし、これらは脳の「発達」がピークになる年齢のお話です。脳の「認知機能」

のピークではありません。

脳のピーク年齢について、興味深い研究があるのでご紹介しましょう。

ボストン大学の認知科学研究者ジョシュア・ハーツホーン博士は加齢に伴う知能の変化を研究しています。ハーツホーン博士は、２０１７年のビジネスインサイダー誌のインタビューにこう答えています。

「基本的な計算能力は50歳、新しい情報を学び、理解する能力は50歳前後、語彙力にいたっては67歳前後がピークだ」

これは、ハーツホーン博士がマサチューセッツ工科大学（ＭＩＴ）で行った調査研究で得られた結論です。

この調査研究は10歳から90歳までの被験者4万８５３７人を対象に、知能を測る指標として世界で最も使われている「ウェクスラー成人知能検査（ＷＡＩＳ—Ⅳ）」の一部を使用して行われました。

以下が、ハーツホーン博士の研究で明らかになったピークの年齢です。

10代後半　情報処理をする力と記憶力
20代前半　人の名前を覚える力
30歳になった直後　新しい顔を覚える力
43歳前後　集中力
48歳前後　他人の感情を読み取る力
50歳　引き算と割り算などの計算能力
50歳前後　新しい情報を学び理解する能力
60代後半から70代初め　語彙力

情報処理をする力や記憶力、人の名前を覚える力は、若い頃にピークを迎えます。

しかし、**中年以降にピークが来る力はいくつもあるのです。**相手の気持ちを読み取る力、計算能力、新しい情報を学び理解する力。語彙力にいたっては、むしろ人生の成熟期に入った今こそピークを迎えるのです。

皆さんの脳はまだまだ成長しています。年をとって頭が働かなくなったと感じているかもしれませんが、それは若い頃と同じようにはいかなくなったというだけのことなのです。

──脳神経細胞は70歳からでも増える

長い間、「大人の脳の神経細胞は再生しない」と考えられていました。これまでたくさんの神経学の本にもそう書かれていました。「一度脳を損傷してしまうと、元に戻らない」という考えは一般の人にも広がっています。

大脳の表面にある脳神経細胞が急速に減っていく「アルツハイマー型認知症」が不治の病と考えられているのも、この理由です。

脳の神経細胞が再生しない上に、アルツハイマー型認知症による脳神経細胞の減少が止められないのですから、記憶力の低下などの症状は悪化の一途をたどると考えるのが普通でしょう。

しかし、２０００年、ロンドン大学の認知神経学者エレノア・マグワイア博士がアメリカ国立科学アカデミーで発表した論文で、この「常識」が覆されました。

鍛えることで大きくなる筋肉と同じことが、人間の脳でも起きるのだと発表したのです。

マグワイア博士が注目したのは「タクシー運転手の脳」です。

ロンドンのタクシー運転手は、市街地図を頭に入れ、市内の数千という場所を記憶し、目的地までのルートを選択して迷わずたどり着きます。

そこで、博士はこんな疑問を持ちました。

「タクシー運転手は、一般の人とは脳の構造が違うのではないか」

ロンドンのタクシー運転手の資格をとるには、ほかの地域のタクシー運転手になるよりもはるかに多い量の知識と学習が必要で、複雑なロンドン市街の地図を記憶するには、平均して2年もの時間を要するといわれているからです。

マグワイア博士は、毎日コツコツと筋力トレーニングを続けることで筋肉が鍛えられるように、**毎日コツコツと「ロンドンの道」を学習し続けることで、タクシー運転手の脳の機能が上がっているのではないかと考えました。**

そこで、ロンドンのタクシー運転手16人と一般の人50人の脳の構造を、ＭＲＩを使って詳しく調べました。

すると、タクシー運転手の脳は、「海馬《かいば》」の後ろのほうが一般の人よりも肥大していることがわかったのです。

「海馬」は、脳の内側にある脳神経細胞が集まった部分で、記憶を一時的に残してお

く働きをします。

この海馬の中でも、後方の部分が空間的記憶を司るのですが、この部分がタクシー運転手の脳では膨らんでいたのです。反対に、喜びや悲しみ、怒りなどの情動を司る、海馬の前方の部分は一般の人よりも小さくなっていました。

この変化は、ベテランの運転手ほど大きく、運転歴30年のタクシー運転手では、ほかの人よりも3％も海馬が発達していました。

「たった3％か」と思うかもしれませんが、肥大しているということは、その部分の脳神経細胞が増えたことを意味します。

海馬が3％発達したことに伴い、脳の神経細胞の数は20％も増えたことになります。これは大きな変化です。

ここまではっきりと大きな変化が見られたのですから、「タクシー運転手の中でも、海馬の後部が大きな人が、たまたま治験に参加したのでは？」なんて、もう誰も思わないでしょう。

つまり、**「脳を鍛えることにより、脳神経細胞は増える」**ことが証明されたのです。これは、「脳の神経細胞は再生しない」という、これまで常識とされていた考えを覆す大発見でした。


マグワイア博士は「常に道を探すことによる刺激が、タクシー運転手の脳に変化をもたらした」と推測しています。

タクシー運転手にとっては「道を探すこと」が脳の刺激になりますが、**何をすれば脳に刺激を与えることができるのかは人それぞれです。**

この本で紹介する方法の中から、ぜひご自身が熱中できるもの、「楽しい」と思うものを選んで、脳にどんどん刺激を与えてください。

「もの忘れ」と「認知症」は違うということを理解しよう

「もの忘れ」と認知症の違いとは

「もの忘れ」と認知症の症状の違いがよくわからない人もいるかもしれません。ここでは、その違いを説明しましょう。

いわゆる「もの忘れ」は、年齢的な衰えです。いくら「もの忘れ」をしても、日常生活に支障をきたすほどのことはありません。

しかし、記憶力の低下といっても、病気が原因で起きるものは症状が重篤です。アルツハイマー型認知症や脳血管性認知症では、初期の症状として記憶障害が起こります。

ほかにも記憶障害を起こす病気はいろいろありますが、なかには治療が可能なものもあるので、認知機能の低下がひどいからと、悲観することはありません。**病気が原因で起こる記憶障害も、きちんとした診断と治療を受ければ、治ったり、進行を遅らせたりできます。**

記憶障害を起こす病気には、次のようなものがあります。

①アルツハイマー型認知症

脳の神経細胞が壊れていってしまう病気です。原因はまだわかっていません。そのため、完全な予防や治療が難しい病気です。

アルツハイマー型認知症は、脳の側頭葉と呼ばれる部分の海馬にある脳神経細胞が減るところから、始まります。

海馬は、一時的に記憶を残しておく働きをする場所なので、**初期のうちは「ついさっき」の記憶が出てこなくなります。**

アルツハイマー型認知症は50代後半くらいから発症するため、心配のいらない「もの忘れ」なのか、「アルツハイマー型認知症」なのか、とても気になるところでしょう。自分で判断ができなくて病院を訪れる人も数多くいます。

しかし、アルツハイマー型認知症の初期のもの忘れと、年齢的なもの忘れは見分けることがとても難しいのが現状です。

いわゆる**「もの忘れ」は、脳の短期記憶の機能が少し低下した時に起こる症状です。**

そのため、日常の全てのことを覚えていない、というわけではありません。

脳の中にある記憶をうまく取り出せないだけなので、時間や場所が変われば、思い出すことができます。

しかし、**アルツハイマー型認知症はある部分の記憶がまったく消えてしまいます。**

そのため、ある日突然、時間と場所がわからなくなって、自宅へ帰る道が思い出せず道に迷ったりするのです。

健康な人でも、成人すると脳神経細胞が1日に2万から10万個も減っていきますから、年齢とともに「もの忘れ」が増えます。

この脳神経細胞の減り方が、アルツハイマー型認知症では非常に早くなるため、脳に機能障害が出てくるのです。

そういうと「最近、もの忘れがひどいから、私の脳神経細胞はもう残りわずかかもしれない」と不安になる人がいますが、大丈夫です。

脳全体には140億個もの神経細胞があるので、毎日10万個の神経細胞が死んだとしても、全ての脳神経細胞がなくなる日は400歳くらいまで訪れません。

②脳卒中

くも膜下出血、脳出血、脳梗塞《のうこうそく》の3つを、脳卒中として扱います。

これらには「急に倒れる」病気という共通点があります。

患者数でいうと、脳梗塞が一番多い病気です。これは脳血管認知症の主な原因です。

脳梗塞により、脳神経細胞が壊れたり、神経細胞から電線のように伸びている軸索《じくさく》が壊れてしまったりするので、脳が十分に働かなくなり記憶障害が起こるのです。脳梗塞が原因で認知機能の低下が起こる場合は、症状がじわじわと進行して、気がつけば「ボケ」が進行していたというケースもあります。

脳血管性認知症を予防するには、その主な原因である脳梗塞を防ぐことが重要です。そのためには、**脳梗塞の危険因子である高血圧、脂質異常症、糖尿病などの予防と治療をきちんと行うことが大切になります。**

喫煙も大きな危険因子なので、まず禁煙です。

③脳腫瘍

腫瘍が大きくなれば、MRIやCTで診断がつきますが、ごく初期の段階では、症状からでは診断することが難しい場合があります。

治療は腫瘍の摘出が原則です。**良性の腫瘍では周囲の脳の組織からはっきり分かれているので、摘出により認知機能の低下が低減する可能性があります。**

悪性の腫瘍の場合は、脳の組織の周辺へ浸潤するので、完全に摘出することは難しく、進行していきます。

悪性のものは放射線による治療も有効です。予後は脳腫瘍の種類によってさまざまです。

④ 正常圧水頭症

脳の中には脳室という空洞があり、そこに脳髄液《のうずいえき》がたまっています。脳髄液は脳室の壁にある細胞で作られ、脳の表面に流れていきます。

この脳髄液の流れが途中で止まってしまうと、脳室の圧力が上がり、脳室が拡大して脳の組織を圧迫します。その後、圧力は正常に戻りますが、**圧迫された脳は縮んでしまうので、脳機能に障害が起こります。**

初期症状には失禁、歩行困難、記憶障害、認知症などがあります。これらはアルツハイマー型認知症でも起こる症状なので、識別することは困難です。

脳髄液の流れが悪くなる原因は不明です。そのため予防法はありません。

しかし、治療法はあります。脳外科手術で流れの悪くなった髄液通路のかわりにカテーテル（管）を体内に埋め込み、脳内で過剰となった脳髄液を排除して脳への圧迫を解放する方法です。

これが、**「治せる認知症」と話題になった「髄液シャント術」による治療です。**

ただし、アルツハイマー型認知症との合併が見られる場合は、この治療法でも症状の改善は少ないようです。

⑤ピック病

「前頭側頭型認知症」の約8割はピック病です。

アルツハイマー型認知症と比べると、とても珍しい病気ですが、**40〜60代と比較的若い世代が発症する「初老期認知症」のひとつです。**

ピック病は、症状の進行が激しく、人格の変化が非常に強く表れるのも特徴です。これまで穏やかだった人が怒りっぽくなる、さっきまで笑っていたのに突然泣き出すといった病的な情緒不安定になるなど、今まで見られなかったような人格になります。相手の話を聞かずに一方的に話す、万引きを繰り返すなど、自制がきかなくなる人もいます。

この人格症状はピック病以外の認知症でも見られますが、ピック病が特に強く見られる傾向にあります。ただし、記憶力は比較的保たれます。

原因が不明なため、予防法や治療法もまだありません。進行が速い場合は、発症から2〜3年、遅い人でも10年前後で死亡してしまいます。

⑥慢性硬膜下血腫

頭を打撲したり、転倒して頭を打ったりした後、数か月たってから、言語障害、手足のしびれ、まひなどの症状が徐々に出てくるのが特徴です。まれに、もの忘れから発症する人もいます。

慢性硬膜下血腫は、頭部への衝撃により頭蓋骨と脳の間に血の塊ができて、それが脳を圧迫することで認知機能の低下が起こるものです。

そのため、脳のＭＲＩやＣＴを行えば診断がつきますし、早期に脳外科手術で血腫を取り除けば、認知機能の低下も改善します。

「治せる認知症」の代表的な疾患で、手術自体もそれほど難しいものではありませんが、大切なのは正しい診断ができるかどうかです。

まれに、頭を打った覚えがないのに慢性硬膜下血腫が起きていることがあるので、記憶力の低下を感じたら、まずはＣＴかＭＲＩの検査を受けましょう。

⑦甲状腺機能低下症

甲状腺ホルモンの分泌が減ってしまう病気です。体に活力がなくなり、うつ的になり、記憶力も低下していきます。

脱毛や脚のむくみ、血液中のコレステロールの増加といった症状が出ますが、脳機能とは関連がなさそうな症状なため、「なんだか急に老けたように感じる」「なんとなく不調なのかな」と様子を見てしまう人が多く、診断が遅れることがあります。

これも「治せる認知症」のひとつで、甲状腺ホルモンの減少が原因で起こる病気なので、甲状腺ホルモンを補給すれば治療できます。

しかし、内科の病気の中で最も見落とされやすい病気のひとつでもあるため、診断がつかずに放置されていることもあります。

血液中の甲状腺ホルモンの測定は簡単にできるので、もの忘れが気になる人は甲状腺ホルモンの検査をしておくといいでしょう。

⑧うつ病

食欲がない、眠れない、外へ出る気がしないなど、活力が低下して何もできなくなってしまう病気です。まれに妄想が出ることもあります。

記憶力が低下するというよりも、「覚えようとする意欲」自体が低下することが、記憶力低下として表れます。

高齢者では、典型的なうつ病の症状ではなく、腹痛や動悸がするなどの症状が出ることがあり、体の異常と間違えることがあります。

これが、「仮面うつ」と呼ばれるものです。

うつ病は治療薬を飲めばよくなる可能性が高いので、記憶力の低下とともに心や体に異常を感じたら、精神科や脳神経内科を受診するといいでしょう。

「認知症」は治らない

前述したように、「認知症」と呼ばれる症状が出たとしても、原因によっては医学の力で進行を遅らせたり、機能を回復させたりすることができます。

記憶障害の症状が出た場合は、神経内科か一般の内科を受診して、一般的な血液検査や甲状腺ホルモンの検査と、脳のＣＴかＭＲＩで断層撮影をしてもらいましょう。

最近は、人生１００年といわれるようになりました。

せっかくのロングライフです。めいっぱい楽しむためにも、認知機能の低下が気になりだしたら、まずは検査を受けて、「治せる認知症」だとわかったら治療を始めてください。

「年のせいだから仕方ない」とあきらめていては、治せる病気も治りません。

「何かがおかしい」と自分だけが気づく違和感があったら

アルツハイマー型認知症は、長い時間をかけて徐々に進行していきます。ごく初期の段階では、一般的な検査で異常が認められることはほとんどありません。もちろんはっきりとした自覚症状もありません。

しかし、**症状が進むに従って、仕事や家事で少しずつミスが出始めます。**家族などの周りの人が気づくよりも、もっと前の段階です。この段階ではまだ、「何かがおかしい」とぼんやり感じるのは自分だけです。

たとえば、こんな些細なことです。心当たりはありませんか。

・物を置いた場所を忘れてしまって、探すことが増えた

・お金や薬などの管理が面倒で、薬の残数がしばしば合わない
・趣味や外出することへの興味がなくなってしまう
・季節外れの服を着ることが増えたといわれる
・いつも同じものを買ってしまう、冷蔵庫の中に似たものが増える
・洗濯機や電子レンジなど、ずっと使ってきたものが使えなくなる
・計算がおっくうになり、いつもお札で支払うせいで小銭が増える

どれも周りが気づくほどのことでも、ミスというほどのことでもありません。だから誰にも指摘されない、でも自分だけは違和感を感じる――**これが認知症の最初の兆候なのです。**

ただし、認知機能の変化に気づいたとき、「年のせいだから仕方ない」と放っておくのは適切ではありません。

まずは、自分の症状がどうなのかを「正しく知る」ことが大切です。

「認知症になってしまったらもうおしまいだ」とあきらめるのではなく、まずは病院に行って、検査や治療を受けることをおすすめします。

ただし、先ほども話したように、認知症は徐々に進行するものです。初期の段階であれば、必要な対応をすることで、症状や認知機能の改善が期待できます。

気になる症状がある場合は、認知症専門医による診断を受けましょう。まずは健診断やかかりつけ医に相談すること。なによりも、家族のサポートが必要になりますから、しっかり家族と話をするといいでしょう。

それから、もうひとつおすすめしたいことがあります。経験者の人と話をすることです。自分自身が認知症であっても、家族が認知症であっても、同じ悩みを持つ仲間だから通じ合えるということは多いもの。認知症の症状や介護方法について、工夫や失敗、成功例などの具体的な体験談から学べることがたくさんあるでしょう。

この症状が出たら、すぐに病院へ

アルツハイマー型認知症	・もの忘れがひどい ・今さっきのことが思い出せない ・時間と場所がわからなくなる。道に迷う ・夜になると落ち着かなくなる
脳卒中	・突然、右側の手足などの半身がしびれ、手足がうまく動かなくなる ・突然、ろれつが回らなくなる
脳腫瘍	・頭痛が続く ・朝起きるとひどい吐き気と嘔吐がある ・物が二重に見える
正常圧水頭症	・失禁 ・うまく歩けない。転びやすくなった ・もの忘れがひどい ・上記の症状が徐々に進行している
ピック病	・急激な人格の変化 ・もの忘れがひどいなどのボケ症状
慢性硬膜下血腫	・頭の打撲や転倒の後からもの忘れが出てきた ・言葉がうまく出ない ・手足のしびれ、運動まひがゆっくり進行してきた
甲状腺機能低下症	・元気がなくなった ・うつ的 ・記憶力の低下 ・脚がむくむ ・血液中のコレステロール値が増える
うつ病	・食欲がない ・眠れない ・外に出る気がしないなどの活力の低下 ・顔に表情がない。妄想が出たりする

脳を元気にするためにできることはある

脳が変わるというのは、脳神経細胞どうしのネットワークが変化するということです。これは、脳内に今までなかった回路を作ることを意味しています。

情報を伝達する回路が増えると、情報が行き来するスピードがぐんと速くなります。つまり、**脳神経細胞どうしのネットワークが増えれば、脳の働きがよくなるということです。**

そのためには、外からの刺激を増やすことが重要です。

そういうと、「ちょっと苦手なことをしたほうが刺激になるかもしれない」と、計算が苦手なのにいやいや算数ドリルを始めたりする人や、やる気になれずに放置していた英単語帳を「日々のノルマ」と課して覚え始めたりする人がいます。

でも、**苦手なことをやるストレスや、「嫌だ」「無理だ」と考えるマイナス思考は、脳を衰えさせてしまいます。**

嫌なことを頑張っても、脳は老化するだけ

ストレスを感じると、脳は副腎皮質に「コルチゾール」というストレスホルモンを分泌するように命令します。

コルチゾールは糖や脂質、タンパク質などの代謝に関わるホルモンですが、**ストレスによって過剰に分泌されると、脳の神経細胞を破壊してしまいます。**

だから、ストレスを感じながら「脳トレ」をするなんて、脳にとっては活性化どころか逆効果になってしまいます。

では、何が「脳にいい」のか。

答えは、「好きなことをやる」だけです。脳は、好きなことをやっている限り、疲労をあまり感じません。それどころか、**好きなことをもっと極めるために、変化していきます。**

「数字や英語は苦手だけど、絵を描くのは好き」という人は、どんどん絵を描きましょう。画像や視覚効果などに関心のある人は、絵を描くことで右脳が発達し、イメージによって記憶する力が向上します。英語の勉強が好きな人なら、英単語を覚えるのもいいでしょう。「楽しい」と感じながら行うと、左脳が語学を学びやすいように、どんどん発達していきます。

自分の脳が「楽しい」「気持ちがいい」と感じるものを見つけて、それを深めていくことこそが、無理のない脳の使い方であり、脳力アップのコツなのです。

脳を活性化する「好きなこと」の見つけ方

自分が好きなことをするだけで、脳が活性化できるのか！　と、「好きなこと」を思い浮かべながら、今、この本を読んでいる人もいるでしょう。

もともと多趣味な人は、すぐに自分の脳を活性化してくれる「好きなこと」を見つけられるでしょう。

でも、私のもとを訪れる患者さんの中には、**「絵なんて描いたこともない」とか「英語はもう必要ない」と、「好きなこと探し」の段階から難航する人もいます。**

そういう「好きなこと迷子」の人は、たいていが「脳にいいことを」と考え過ぎて、学術的なことや、アーティスティックなことを思い浮かべます。

そのほうが「頭を使う」から意味があると誤解しているのです。

絵を描いたことがないのに「頑張って始めてみる」とか、好きになる努力をしようとするのです。

でも、繰り返しますが、**マイナス思考は脳を衰えさせるだけです。「頑張る」「努力する」くらいなら始めないほうがいいでしょう。**

私たちは、つい「常に100%の力で向き合う」「努力すればなんでもできる」と、多少無理をしてでも頑張れば結果が出る、結果が出れば好きになれると信じてしまいます。

でも、特定のものに興味関心を示す「共振する心」というものは、個人個人で違います。道端に咲く花を見て、「きれいだ」と感じる人もいれば、何も感じない人もいます。美しいと感じれば、手にとって観察したり、なんという花か調べたりするでしょう。

一方、何も感じなかった人は、花に対して何かを考えたりはしないでしょう。でも、もしかしたら花に付いていた虫に興味を持つかもしれません。

この差が「個性」であり、脳に遺伝的に組み込まれた要素です。

この、脳の活性化につながる「共振するもの」を見つけるヒントは、**「心がときめく」かどうか。**実はとてもシンプルなことなのです。

人に自慢したり、評価されたり、結果を出すためではなく、自分の「脳に刺激を与える」ためにやるのですから、自由に好きなことをすればいいのです。

これからの人生を好き放題に楽しむ。というと、人聞きが悪いと思われるかもしれませんが、脳にとってはとてもいいことなんですよ。

さて、ここまで、私たちの脳がどうなっているのか、「脳が老化する」とはどういうことなのかをみてきました。

次の章からは、「脳が老化している人が見えている世界」とは、どんな世界なのかをみていきましょう。

「脳が老化している人」の間違った習慣が、なぜ悪いのか。そして、**どう変えれば「脳が老化している人の習慣」を「脳が老化しない人の習慣」にすることができるのかを**、一つひとつ紹介していきます。

ひとつでも、ふたつでも、かまいません。ぜひ、「脳がいつまでも老化しない人」になるためのヒントをみつけてください。

第1章

その「思考」、続けているとボケてしまいます！

「認知症は怖い」と不安になってしまう

もの忘れが気になりだすと、「**自分は認知症じゃないだろうか**」「**脳に何か問題があるのかもしれない**」と不安になりますよね。

そのせいで、気持ちがふさいだり、うつ状態になる人がいます。

すると、これまで楽しんでいた趣味にも興味がわかなくなったり、何にも興味が持てなくなったりします。

そうなると、脳への刺激がなくなってしまうので、**脳はいっそう老け込んで、記憶力も低下してしまいます。**

とはいえ、ストレスは脳に悪い影響を与えますから、「認知症になるのが怖い」と思う気持ちに蓋をして、無理に「私は大丈夫！」「私は元気！」と思い込ませることも禁物です。カラ元気も、脳にとってはストレスとなるからです。

では、どうしたらいいのでしょう。

不安解消には、脳にささやかな「ご褒美」を

そこで私がおすすめしたいのは、脳に小さな「喜び」を与えることです。

テレビを観ていて気になった、最新の家電を購入したり、家電量販店に見に行ったりして、新しい技術に触れてみるのもいいでしょう。

ロボット掃除機の画期的な機能に「すごい！」と喜んだり、動きの面白さに見入ったり、知らなかったものを知る喜びを思い出すことができます。

気分転換には、好奇心の赴くままに「お買い物」を！

そう言えたらいいのですが、そんなに自由にできるお金がないという人、お金は家族が管理しているという人もいるでしょう。

そこで私がおすすめしたいのは、**「誰もはいていない、機能性靴下をはく」**ことです。「気分転換に、イメージチェンジをしよう！」と、新しいおしゃれに挑戦する気持ちがある人は、流行の洋服に着替えてもいいでしょう。でも、「今の流行がわからない」と、かえって気持ちがふさいでしまったり、コーディネートを考えるのがおっくうに感じたりする人は、新しい靴下をはくだけで十分です。

最近は、発熱素材を使った「はくコタツ」をうたった靴下や、テーピングの理論で足首をサポートして歩行が楽になる靴下があります。

購入する際に、**家族や友人と「あれがいい」「これがいい」と会話しながら選ぶと、**

よりいっそう脳にいいでしょう。

お店で店員さんに「この機能はどういうものなのか」と質問してみるのも、いいコミュニケーションになります。

常に新しいものを追いかけることは、「人に話してみたくなる」など、人と接する機会を増やしてくれるので、さらなる脳の活性化にもつながります。

靴下に限らず掃除用品や家電でも、興味をもったら好奇心の赴くままに行動し、「面白い」「楽しい」と、脳を喜ばせてあげることが、認知機能の低下を防ぎます。

脳が老けない人の習慣

気分転換には、好奇心の赴くままに「お買い物」を。
靴下や掃除用品などの「小さな新しいもの」で、脳は喜ぶ！

認知症なのか、うつ病なのか。何をしても楽しくない

「脳を喜ばせよう」「ささやかなご褒美を」と言われても、何も「小さな幸せ」が思い浮かばない人もいるかもしれません。

これは、認知機能の低下で「うれしい記憶」を忘れてしまったのか？　それとも、うつ病？

そうやって思い悩んでいると、脳はストレスを感じ、萎縮してしまいます。

では、この沈んだ気持ちは、どう解消したらいいのでしょう。

――「ドキドキ」「スカッと」感情が動けば、脳も心も元気に

「喜」「怒」「哀」「楽」、人間は、この基本的な4つの感情があるといわれています。

本を読んだり、映画を観たり、人の感情をゆさぶる素晴らしい作品は幾多とありますが、「何で」「どんな手段で」自分の心を揺さぶるかを考えることすら面倒に思う人もいるでしょう。

そんな、「何をしても楽しくない」「何もしたくない」という、**心が凪《なぎ》の状態にある人には、スポーツ観戦がおすすめです。**

とはいえ、「昔からスポーツなんて興味がなかった」という人もいるでしょう。また は、昔はテレビでプロ野球や相撲を観ていたけれど、デジタル放送が発達したことで地上波での放送数が減ってしまったから、「最近は、もうスポーツ観戦をしなくなった」という人もいるでしょう。

これは、**脳の老化防止という視点から考えると、大変もったいない。**

ルールを教えてもらったり、教えたりしながら観戦するなど、スポーツ観戦を通してほかの人とコミュニケーションをとることが増えると、それだけでも認知症予防に効果があります。

さらに、最近の研究では、スポーツ観戦そのものに健康効果があり、一人で観戦するだけでも認知症を防ぐ効果があることがわかりました。

スポーツは「見る」だけでも、脳と体を元気にする

早稲田大学と西武ライオンズが共同で行った、「プロ野球観戦が高齢者の健康に与える効果」という研究で、**スポーツは「見る」だけでも健康によく、認知症予防に効果があると報告されました。**

スポーツは、見ているだけでもドキドキします。これは、ミラーニューロンという、人の感情を理解する神経回路が刺激されるからです。

ミラーニューロンが刺激され、選手とともに喜んだり、悔しがったりすると、やる気を作り出すドーパミンが脳内に分泌されます。

このドーパミンが、**無気力や意欲低下などのうつ状態を軽減し、もの忘れや運動能力の低下を防ぐため、認知症予防にもつながるのです。**

この効果は、競技場で「生」で見たときに特に効果が高いようですが、テレビやインターネットでの観戦でも十分です。有料のBS放送や動画配信サイトに契約していれば、いつでも好きなスポーツを観戦することができるようになった便利な現代。ぜひ、認知症予防にスポーツ観戦を取り入れてみてください。

脳が老けない人の習慣

スポーツ観戦で、脳と心を活性化!
ミラーニューロンが刺激され、
うつ状態の改善だけでなく、認知症の予防にも。

イライラしやすくなったのか、文句が増えた

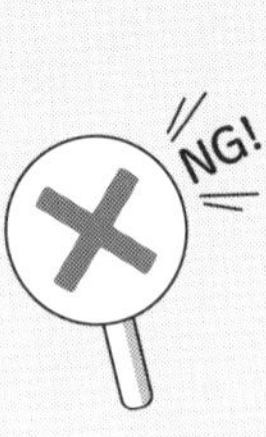

年齢とともに愚痴っぽくなったと感じている人は多いでしょう。

テレビを観ているときなど、一人でいるとついつい口にしてしまうものです。コメンテーターの意見に異論を申したくなって、テレビを相手に「違う！」などと意見してしまうこともあるでしょう。

しかし、ちょっとした嫌なことに「腹が立つ」などと口にしてしまうと、**脳は「自分は今、怒っている」「ストレスを感じている」と認識してしまいます。**

これは、テレビを観ているときに限ったことではありません。

一日の終わりに「疲れた」とか、仕事や家事をしながら「しんどい」と口にしてし

まうと、脳は「今、疲れている」「しんどい」と認識してしまい、肉体が感じている
よりも強い疲労感を感じるようになってしまいます。
発した言葉がそのまま脳に認識されて、体や心に影響するのならば、ネガティブな
言葉ではなく、ポジティブな言葉を口にするほうがいいですよね。

脳をあざむく小ワザで、ストレス解消を

とはいえ、イライラしているときにポジティブな言葉なんて思い浮かばない！
直接会っているわけじゃないから好き勝手言えるのだから、テレビに文句を言うこ
とまで禁止されたらストレスが解消できない！　なんて人もいるでしょう。
その場合は、**「脳トレ」気分でポジティブ変換してみてはいかがでしょう。**

たとえば、「その意見には賛同できない！」と思ったら、「そういう意見もあるのか。勉強になった」。「ばかばかしい」と思ったら、「ユニークな意見だ！　笑いがとまらない」などと言い換えるのです。

そうすると、脳は耳から入った言葉をまさに「言葉通り」に受け取り、**「勉強になった」とか「楽しい」といった、ポジティブで心地よい刺激として捉えるので、脳の活性化になるのです。**

こんなふうに、日常的に口にする言葉をポジティブ変換していく習慣がつけば、自然と語彙力のトレーニングにもなり、**気持ちもポジティブになるのでストレスが減って、脳の萎縮を防ぐことができます。**

ストレスは脳を老けさせるだけでなく、免疫力を低下させて体も老けさせてしまいます。

腹の立つ情報の入手元が、主にテレビやニュースだったら、いっそテレビを消してしまうのもひとつの手です。

「意図的に情報をシャットアウトして、脳に休息を与えている」とポジティブ変換すれば、脳も喜んでくれますよ。

脳が老けない人の習慣

イライラ言葉を口にすると、脳が「怒り」を認識して怒りもストレスも増幅。
脳が萎縮してしまうので、腹が立つものから距離をとり、脳に休息を。

自分は「老害」かもしれないと気になる

イライラするのは、テレビだけではないでしょう。

テレビやラジオだったら、こちらの都合で消してしまうこともできますが、これが対人関係となると、「消す」なんて物騒なことはできません。

お店で店員さんに話しかけたとき、早口で説明されても、全然聞き取れない。**まったく、接客態度がなっていない！**

探し物をしていて、家族に「あれはどこにある？」と聞いたら、「目の前にあるでしょう!?」ですって。**なんで怒られないといけないの？**

これまでの人生、丁寧に人に接するように心がけてきた人ほど、自分が粗末に扱われたような気持ちになり、腹が立ったり、悲しい気持ちになったり、存在を否定されたような気分になることもあるでしょう。

「最近の若い人は」と、言いたくなる気持ちもわかります。

しかし、それを直そうと指摘したり、良かれと思って「説教」したりするのは、ちょっと待ってください。**その「あなたの常識」は老化したことによる認識のズレが原因かもしれません。**

――老化による身体能力の衰えで、イライラしている場合も

認知機能が低下すると、脳の言語を司る領域が衰え、話を理解することが苦手になります。

そういうと、「話を理解する力はまだある」と反論される方がいますが、「理解力の低下」とは、話の内容を理解する力だけを指すものではありません。

認知症が進んだ人の中には、相手は普通のスピードで話していても、ビデオの2倍速、3倍速の早送りのように聞こえる人もいるそうです。

このように、**言葉をキャッチする力が衰えることも、老化のひとつです。**

もし、あなたに早口で話しかけてくる人がいて、イラッとしたり、雑に扱われているような気分になったりしたら、**「あなたは頭の回転が速いね。私はそのスピードでは理解できないから、ゆっくり話して」**と言ってみてください。

褒められて嫌な気持ちになる人はいませんから、きっと丁寧にゆっくりと話をしてくれるでしょう。

探し物をしていた人が家族にぞんざいな態度をとられたのも、身体能力の衰えが原因かもしれません。

探し物が増えると、「もの忘れがひどい」「ボケが始まった」と慌てる人もいますが、**加齢によって視野が狭くなったり視力が衰えたために、物が見つけにくくなったという可能性もあります。**


「目の前にあるものが見つからないなんて、いやだわ～」と、家族も笑って流してくれたらいいのに、と思うかもしれません。

でも、あなたにとっては「初めて」の質問だったとしても、家族にとっては、朝に探した新聞と虫眼鏡、昼に探したペンや鍵……と続いた上での、「はさみはどこ？」なのかもしれません。

そう考えると、家族にとっては「またか」。

少々疲れて気遣いが足りない対応ではありますが、あなたのことを粗末に扱っているわけではないのです。

だから、**「そんな言い方はないでしょう！」と、あなたが応戦してはいけません。**「目がいいね。助かったよ。ありがとう」。これだけでいいのです。

知らない間に、体も脳も年をとっていくものです。

若い人に対して憤りを感じたり、不快に思ったりしたら、**「こちらの受け取る力が衰えたからかも？」と考えて、ひと呼吸置いてみてはいかがでしょうか。**

イライラや不安は脳の防御反応のせい。悩んでも仕方ない

脳は、自分が理解している情報や知っていることを「心地よい」と感じ、変化や新しいものにはストレスを感じます。

自身の変化や新しい状況を拒否することで、脳がストレスによるダメージから自己防衛をしているのです。

だから、自分の体や認知機能が変化して「これまでとは違う自分」になることを不安に思ったり、否定的に捉えたりするのは、当然のこと。脳のせいなのですから、「老害かも？」なんて悩んでも仕方がないのです。

でも、脳の老化を防ぎたいなら、「頑固アタマ」のままではいけません。

性格によってボケやすくなるという明確な基準はありませんが、認知症を発症しやすいといわれているのが「閉鎖的」「頑固」な人。

こういった性格の人はストレスを感じやすくストレスホルモンが増えることで脳への血流が減って脳神経細胞がダメージを受け、脳が萎縮しやすいことが要因だと考えられます。

逆に、**ボケにくいとされるのは、「素直」「協調性がある」など、「ポジティブ」な性格の人です。**

環境の変化や新しいもの・ことに出会ったときに、「そういうものだ」と素直に受け取れる。「面白い！」とポジティブに受け取る柔軟性がある。

それだけで、防御反応が起こらず、脳の萎縮も起こりにくいのです。

思考の「ポジティブ変換」は、ここでも脳にいい働きをするのですね。

脳が若返る、「ほめ倒し」脳活術

ここまで、私はイラっとしたときの対処法に、「頭がいいのね」とか、「目がいいね」と、あえて相手に好意的な言葉を使ってきました。

それは、「ほめる」ことが脳にとってプラスに働くからです。


意識して「ほめる」ことで、脳は「変化に対応する」「新しいものに向き合う」ストレスを軽減します。

さらに言葉にすることで、否定的、悲観的な思考からポジティブな思考に脳のスイッチが切り替わり、「いい刺激を受けている」と脳が受け取るようになります。

だから、腹が立ったときほど、最初に発する言葉は「ほめ言葉」がいいのです。

いくつになっても変化を受け入れ、肯定的に考えるということが、いつまでも脳の若さを保つ秘策ということです。

脳が老けない人の習慣

イライラするのは、脳の防御反応のせい。
自分の変化を「そういうものだ」と受け入れて、
見える世界が変われば脳も若返る。

誰にも必要とされていない気がして寂しい

ネガティブな感情は、他人に対して沸き起こるものだけではありません。

体が思うように動かなくなると「家族に迷惑ばかりかけてしまう」「ヘルパーさんの手を借りないと、何もできない」という気持ちが起こり、「自分は邪魔な存在なのかもしれない」と考える人がいます。

心理学者アドラーは、「人は、自分に価値があると感じたときに、勇気を持てる」と言っています。また、「人は誰かに貢献していると感じたときに、自分に価値があると感じる」とも言っています。

つまり、**人の役に立っているという実感が自己肯定感を高め、生きる勇気となり、希望となるのです。**

ところが、70代になると体も頭も現役時代のようには動きません。

これまでバリバリと仕事に打ち込んできた人、「家庭を支える」と家事を担ってきた人ほど、このギャップに苦しみ、「自分は役立たずだ」「誰にも必要とされていない」と気持ちが落ち込みやすくなるのです。

家族や社会が、あなたに求めていることとは？

では、何をすれば「役に立つ」人になれるのでしょう。

シニア求人に応募して、もう一度社会に出る？

家事や孫育ては任せて！　と、もう一度家事、育児をする？

ボランティアに参加して、地域に貢献する？

体力に自信がある人は、もう一度チャレンジしてみてもいいでしょう。

でも、仕事で無理をして体を壊したり、家事をして事故を起こしたり、ボランティア活動でケガをしてしまっては、本末転倒。

心を元気にするために、体に負担をかけることは、おすすめできません。

家族の願いは、あなたが元気で、笑顔で、長生きすること。仕事なんてしなくても、家事なんてしなくても、**あなたが笑顔で健康で過ごしてくれることこそが、家族にとっての幸せなのです。**

その願いを叶えてあげるだけでも、あなたは「役に立っている」のです。

落ち込んだとき、寂しいときには、手を動かす

とはいえ、健康に気を付けてニコニコ笑って暮らすだけでは、「誰かの役に立ちたい」という欲求を満たすことができない人もいるでしょう。

そんな人には、ガーデニングをおすすめします。

「趣味じゃないか！」と早合点しないでください。植物にとっては、水やりをしてく

れる人がいなければ、命に関わる大問題。大変重要な「仕事」です。

植物の世話は、幹が伸びたり、花が咲いたり、目に見える成果があります。

また、決まった時間に水やりをすることで生活にリズムがつき、一日をぼんやり過ごすことがなくなるでしょう。水やりや草むしりは手と体を動かすので、いい運動にもなります。

心の健康維持に効果を発揮するだけでなく、生活習慣を改善し、運動にもなるガーデニング。脳と体の老化防止にぴったりな「お仕事」ですね。

脳が老けない人の習慣

心が寂しくなると、脳も体も病気になりやすい。

無力感にさいなまれたら、「仕事」をしよう。

「役に立つ」という実感が、脳と体のパワーになる。

話し相手がいない。ずいぶん自分の声を聞いていない

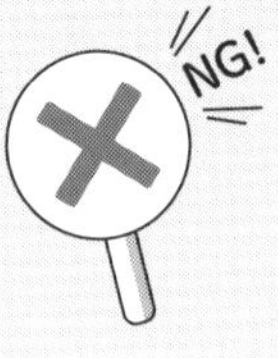

仕事をしているときには、意識をしなくてもたくさんの人に会う機会がありましたが、リタイアしてしまうとぐんと人に会わなくなってしまうものです。

「今日は誰とも会わなかった」という日があると、これまで人と会うだけでも、どんなにたくさんの刺激を受けていたかと気がつくでしょう。

この刺激の正体は、「会話」です。

人と会わないと、ひとことも声を出さなかった日もあるかもしれません。

何日も人と会っていないので、自分の声を忘れてしまうくらいだ、なんて人もまれにいます。

会話が脳に与える、いい影響

誰かと会って話をするのは気を使うから、ちょうどいい。

一人で静かに過ごすことが好きだから、会話しなくてもいい。

そう考える人もいるようですが、それでは脳に刺激が足りなくなり、認知機能が下がった「ぼんやり脳」になってしまいます。

では、「脳を刺激する、いい会話」とは何でしょう。

政治や経済、科学の発展といった、「頭を使う」難しい話や、議論をするほうが脳を刺激しそうに思う人がいますが、実は、会話の内容は何でもいいのです。

天気の話やご近所の噂話、最近食べた珍しいものの話などの何気ない会話でも、脳はたくさんの活動をしています。

会話をするだけで、脳は無意識のうちに、これだけのことをしています。

・相手の言葉を耳で聞き、次に自分が話したい言葉を一時的な記憶の場であるワーキングメモリーにためておく
・相手の表情や身振り手振りを見て、話が終わるタイミングを見計らう
・自分が話すタイミングが来たら、ワーキングメモリーから「話したかった言葉」の情報を取り出して、しゃべりだす

どんな内容であれ、**会話が脳を鍛えるのにとても有効だと、おわかりいただけたのではないでしょうか。**

しかし、「会話」は相手がいないとできません。

話し相手がいない人は、どうやって脳を鍛えたらいいのでしょうか。

一人でもできる！ 耳と目と口をフル活用する脳トレ術

同居家族がいない人にとっては、「会話をする」にも約束を取り付ける必要があるため、それだけでもひと仕事です。

脳の活性化のためとはいえ、昼夜問わず家族に電話をかけたり、約束もなしに訪ねられる友人がいたりする恵まれた人は、そういません。

そんな人には、**毎朝5分の、新聞の音読をおすすめします。**

新聞を音読するだけでも、「耳で声を聞き」「目で文字を追い」「口を動かす」ことができるので、脳にたくさんの活動をさせることができます。

新聞を購読していない人は、好きな詩や、本を音読してもいいでしょう。

本や新聞などの文字を声に出して読むことで大脳の「前頭前野」が刺激され、活性

化されます。

前頭前野は、脳の司令塔とも呼ばれる、最高中枢器官です。思考や創造性を担うので、**何かを記憶したり、考えたりする能力がアップするだけでなく、コミュニケーション能力や感情を抑制する力も活性化します。**

音読をおすすめすると、「音読をすると、黙って読むよりもスピードが落ちる」と嫌う人もいます。読書家の人ほど、そうおっしゃる傾向にあります。

でも、**ここに脳が老けないポイントがあるのです。**

人は、黙読をしているときはイントネーションや句読点をあまり気にしません。読み方があやふやな漢字は、字から意味だけを受け取って、無意識のうちに読み飛ばしているものです。

しかし、音読をすると漢字の読み方、意味、文章の区切り、イントネーションなどが気になるもの。物語であれば、感情を乗せた表現も必要になります。

さらに、口や舌が動かなければ声を発することができないので、顔や首、お腹や胸の筋肉も使います。

音読しているときには眠らせている知識を、記憶の引き出しから取り出す作業をしながら、口を動かすための筋肉への命令を同時に行っているのですから、脳全体がフル回転となるのも納得です。

脳トレに一番効果的なのは、やっぱり○○！

どうせ音読するなら、一番脳の活性化に効果があるものを読みたい。

同じ時間で最大限の効果を得たい！　と、効率を重視する人もいます。

漢文を読んだほうがいいのか、英文を読んだほうがいいのかと質問されますが、**やっぱり新聞の音読が一番効果的なのです。**

これは、脳は新しい刺激が入るとよく働くものなので、**音読する文章も毎日違うものを選ぶほうがより効果があるからです。**

でも、「めいっぱい脳を活性化させたい」と欲を出して、新聞を全部音読していたら時間がかかって仕方がないでしょう。

途中で苦痛になったら、脳にストレスをかけてしまうので逆効果にもなってしまいます。だから、1日5〜10分くらいの音読で十分なのです。

社説だけを音読する、見出しだけを音読するなど、自分が楽しく続けられるように工夫をして、毎日5分だけでも音読する習慣を作ってください。

脳が老けない人の習慣

1日5分の音読で、脳がフル回転！
新聞や本などの文章を、声に出して読もう。

前頭前野とその働き

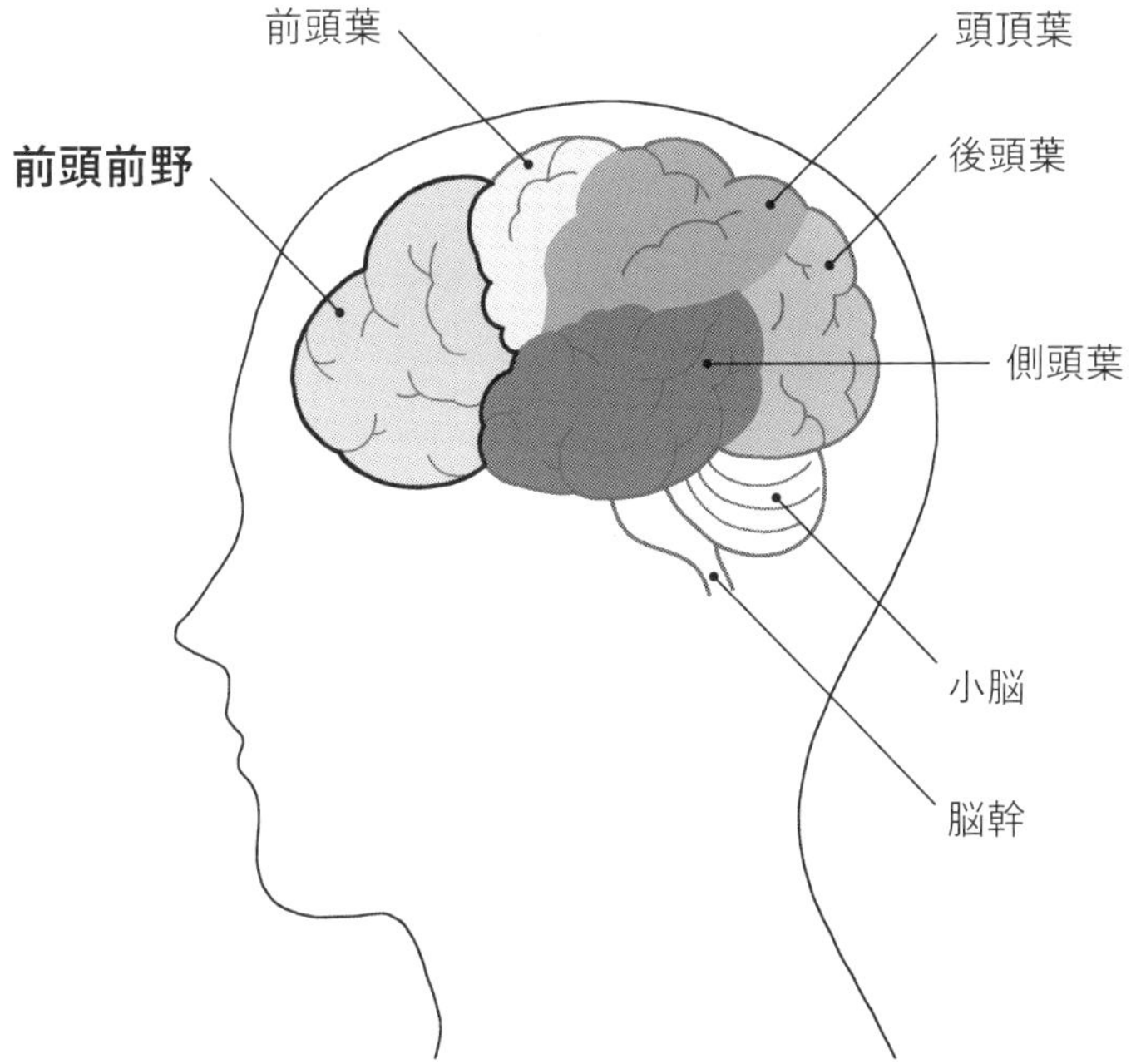

前頭前野の働き

・行動や感情をコントロールする
・コミュニケーションをとる
・記憶する　・判断する　・思考する　・創造する
・応用する　・集中する　・やる気を出す

「同じ話を何度もする」と指摘される

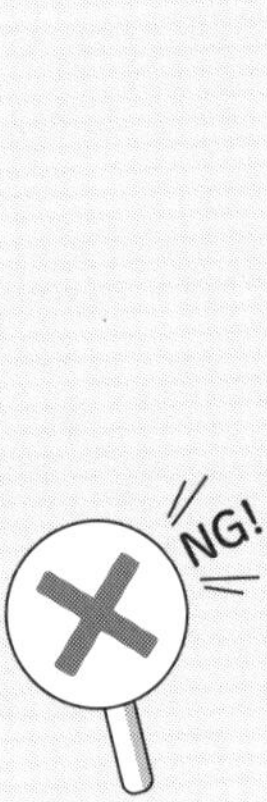

新聞を音読するだけでも脳は活性化されますが、人と会って話をする機会がある人は、ぜひ会話での脳活を大切にしてください。

相手の話を聞きながら、自分が話す番になるまでワーキングメモリーに「話したいこと」を記憶する。このトレーニングができるのは、会話するときだけなので、意識的に人に会い、会話をするチャンスを増やしていきましょう。

しかし、人と会話をしていて初めて気が付く「老い」もあります。

家族や友人に「いつも同じ話をする」と言われたことはありませんか？

とっておきの面白い話をしていたのに、「その話、前も聞いた」なんて言われてしまったら、ショックですよね。

ボケてしまったんだろうか？　と心配になる人もいるでしょう。

同じ話を繰り返してしまうのは、脳の仕組みのせい

何度も同じ話をしてしまうのは、残念ながら記憶力が落ちてきているからです。その話をしたことを、忘れてしまうのです。

しかし、記憶力が落ちてきているのならば、話そのものを忘れてしまいそうなものですが、なぜ昔の話や十八番《おはこ》のネタは、どんなに長くても覚えていられるのでしょう。

その理由は、脳の仕組みにあります。

脳が老化すると記憶力が低下しますが、記憶の全てがなくなってしまうわけではないのです。

脳は、加齢に伴って衰えてくると、短期的な記憶を維持することが苦手になっていきます。

だから、昨日の夕飯に何を食べたかとか、今朝お薬を飲んだかとか、最近のことほど、忘れやすくなってしまうのです。

反対に、**長期的な記憶は短期記憶に比べて忘れにくいので、昔の話はやたらと覚えていたりするのです。**

しかも、記憶は何度も繰り返すことで定着するので、何度も繰り返し人に話した「十八番のネタ」ほど忘れにくくなります。

だから、いくつになっても「学生時代は神童と呼ばれていた」とか、「地元では有名な美人だった」とか、若い頃の話を何度も何度もしてしまい「また同じ話をしている」と言われてしまうわけです。

「昔話脳」を利用すれば、記憶力は強化できる

「何度も同じ話ばかりをしてしまう」という部分にだけ注目すると、短期記憶は忘れやすく、長期記憶は残りやすいという脳の仕組みは、不便に思うかもしれません。

しかし、この「十八番のネタは忘れない」という昔話脳の仕組みを利用すれば、忘れたくないことを記憶しておくこともできるのです。

昔話を忘れない理由は、「何度も繰り返し話した」ことにあります。

つまり、**繰り返し繰り返し、体を動かしながら覚えたことは、忘れにくくなるということです。**

ガーデニングをしながら家族の電話番号を復唱する、階段を上りながら、スマートフォンのパスワードを復唱するなど、何かを覚えたいときは、特定の行動と紐づけて覚えると、記憶力の低下に悩んでいたことがうそのように、スッと覚えられますよ。

「同じ話を何度もする」と指摘されたら、記憶力の鍛えどき。いくつからでも記憶力が強化できると思えば、人生が楽しみになりますね。

「昔話脳」にはクセがあるので、ご注意を

同じ話を何度もしてしまう「昔話脳」は、記憶力の低下によるものではありますが、情けないことでも、恥ずかしいことでもないということは、ご理解いただけたでしょうか。

しかし、この「昔話脳」の記憶には独特のクセがあるので注意が必要です。

親や祖父母がしていた、昔を懐かしむ話を思い出してみてください。

前項で例に出した、「学生時代は神童だった」「有名な美人だった」のように、にわかに信じ難いくらいのスーパーヒーロー、ヒロインになっていたり、小説のような

ドラマチックな展開があったりしませんか？

とんでもなく美化されているお話があったとしても、これは見栄を張っているわけでも、嘘をついているわけでもありません。

本人の中では「事実」だったのです。なぜなら、それは「昔話脳」のクセによるものだからです。

脳は、昔の記憶から「嫌な思い出」は消して、「いい思い出」だけを大切に、記憶の引き出しにしまっておくクセがあります。

だから、「あの頃は抜群にできる人だった」「賞賛された」「自分は頑張っていた」など、いい記憶ばかりが残るのです。

この「記憶の美化」は脳のクセなので、あなたも無意識のうちにやってしまう可能性があります。昔を知らないお孫さんたちとの会話ならいいですが、昔なじみの仲間と昔話をするときには、ご注意ください。

昔話の宝庫「同窓会」は、70歳で卒業しよう

会話は脳の老化防止にいい、という話は繰り返ししてきましたが、脳の活性化という視点から見ると、どうも同窓会は脳にはあまりよくないようです。

昔懐かしい顔を見ることはいいことですし、昔を思い出すのも面白いものです。自分の記憶とは全く違うことを友人が覚えていて驚かされることもあるでしょう。この楽しさや驚きは、脳の老化防止にもいいものです。

ところが、60歳くらいから同窓会の回数が増えてくると、集まるメンバーがだいたい同じになってきます。

すると、話す内容も同じことばかりになりがちです。

70歳近くになると現役で働いている人も減り、何か新しい情報や話題を持っている人も減りますから、昔話に花が咲くのも当然です。

「あの頃はよかった」「あのときは傑作だった」と、思い出話も十八番と化して、**いつもと同じ、驚きも知的好奇心を刺激することもない話題ばかりとなります。それでは、脳は刺激されません。**

だから、ある年齢まで来たら同窓会には行かずに、趣味の仲間など新しい人間関係をつくって、積極的に新しい話題を探しましょう。

なじみの相手では「あ、うん」の呼吸でできる会話も、**初対面の人を相手に行うと、会話のタイミングをつかんだり、言葉を選んだりと、フル回転で頭が働いていることが感じられるはずです。**これが、なによりの脳トレとなります。

今はインターネットを使って、SNSで人とつながることもできます。

でも、いつでも自分の都合のいいときに記事を投稿したり、過去に投稿された話題に「いいね」をして反応を残したりするよりも、**実際に会ってオンタイムで会話をす**

るほうが脳への刺激は強くなります。

物理的に人と会うことが難しいようでしたら、スマホやパソコンを使ったビデオ通話でもいいでしょう。

人は、誰かと顔を合わせて会話をするとき、相手の表情やボディランゲージを見ながら、言葉以上の情報を受け取って理解するものです。

だから、電話では受け取れない、視覚からの情報で脳が刺激される、ビデオ通話のほうが、脳の若返りには有効です。

趣味の話題でつながったSNS上の友人と、「もっと話がしたいけれども、直接会うのは心配」というときにも、ビデオ通話は活用できますね。

人間は自分のことを話したい生き物なので、聞き上手な相手と会話をすれば、承認欲求が満たされます。家族ぐるみの付き合いではないからこそ、こぼせる愚痴もあるでしょう。
昔なじみの仲間以外との会話は、ストレスの発散にもなりますよ。

脳が老けない人の習慣

「同じ話を何度もする」と言われたら、記憶力の鍛えどき。
古い記憶は「よいこと」が残りやすく、
新しい記憶は「悪いこと」が残りやすいので、
「新しい人」との「新しい会話」で脳を活性化しよう。

「メカは苦手」と逃げている

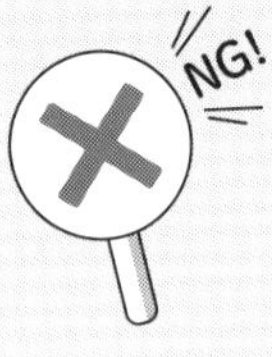

インターネットやスマートフォンが普及し、これまで対面や電話でできていたことが、ＩＴ機器を利用しないとできなくなってきました。

テレビを観ていれば、通信販売番組からは「インターネットでご購入の方は送料無料」など、インターネットを経由した注文にだけお得なサービスがあるとアナウンスされます。

持病の薬をもらおうとかかりつけ医に診察予約をしようとしたら、予約専用サイトを紹介され、インターネットで登録しないといけないことも。

ファミリーレストランに行けば、注文はテーブルに置いてあるタブレット端末から。料理は店員さんではなくロボットが運んでくる時代です。

買い物は衣食住に関わりますし、医療は命に関わる問題ですから、もう「機械は苦手だ」「パソコンやスマホは使わない」なんて言っていられません。

インターネットやIT機器は、昔のテレビのリモコンのように「何がしたいか」が書いてあるボタンがあるわけではないので、自分一人で勉強するのは難しく感じるかもしれません。

「画面を触るだけ」と言われても、画面が「ここを押して」と飛び出してくるわけではないので、老眼が進むとどこを触ればいいのか戸惑いますよね。

そんなときは、恥ずかしがらずに子どもや孫、携帯電話ショップの店員さんに教えてもらいましょう。近所のメカに詳しい人に聞いてもいいでしょう。

総務省が行った調査（令和3年度通信利用動向調査）では、13〜59歳では9割以上、60代でも84・4％がインターネットを利用している時代です。

どんどん周りの人に質問をして、未体験ゾーンに足を踏み入れましょう。

手のひらから始まる、新しい経験で脳を活性化

年を重ねるということは、経験してきたことが多くなり、未知の体験が減ってきてしまう、ということでもあります。

そんな中で、未知の体験をする絶好のチャンスが、スマホなのです。

たとえば、毎日お昼に食べている弁当。特に豪華なおかずがあるわけでもないので、自分の視点で見ていたら「ただのつまらない昼食」です。

でも、「ボケ防止に」と、写真を投稿するSNS「インスタグラム」にお弁当の写真を投稿したら、シンプルな和食が若者に大ウケし、あれよあれよという間に人気「シニア・インスタグラマー」になったという人もいます。

自分の視野を広げたり、見る角度を変えたりすることで、目の前のものが新しい存在になり、「未体験ゾーン」への入り口になることもあるのです。

自分の視界に入るものだけを眺めていると、「もう、やりたいことはやりつくした」と思い込んでしまいがちですし、「たいていのことはわかるから、もう知らないことはない」と思っている人もいるかもしれません。

でも、**スマホからインターネットに接続すれば、新しい情報を得ることができます。**

「手のひらから始まる、新しい経験」だなんて、まさに近未来的。

このワクワク感も、脳を活性化してくれますよ。

脳が老けない人の習慣

新しいものに挑戦することで、新しい世界が開けた人も。

ＩＴ機器を積極的に使って、

目指せ「コンピューターおばあちゃん」！

第2章

70歳からの、やってはいけない生活習慣

ボケ防止に、脳トレをしている

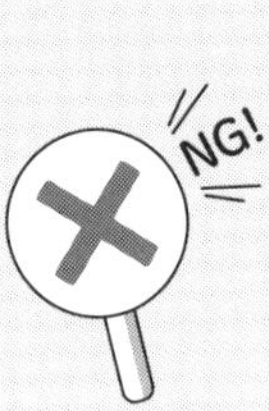

もの忘れが気になってきて、「脳トレを始めた」という人によく出会います。

脳は「使わなければ老化する」という考えが一般に広く浸透しているので、長い間、高齢者は「ボケ防止に」と、新聞のクロスワードパズルを解いたり、数独パズルに取り組んだりしてきました。

しかし、スコットランドのアバディーン王立病院のロジャー・スタッフ博士とアバディーン大学の共同研究によると、**「パズルに知力低下を防ぐ効果はない」という結果が報告されました。**

この研究は、11歳のときに集団知能テストを受けた、1936年に生まれた498

人を対象にしたもので、対象者が64歳の頃に調査を開始し、以後15年間、5回にわたって記憶力と処理能力のテストを重ねたものです。

その結果、パズル問題を解いていても知力低下は防げないことが明らかになったのです。

脳トレでは、認知機能の低下が防げないとわかった今、私たちはどうしたらいいのでしょうか。

「知的活動」としてのテレビゲームで脳を活性化

同研究チームは、「知的刺激の高い活動を日常的に繰り返している人は、高齢者になってもある程度は知的に活発なこともわかった」とも言っています。

２０１７年の「脳の健康に関する国際会議（ＧＣＢＨ）」では、「人生の後半期に脳の機能を助けるためには、**脳トレよりも楽器の演奏やキルトのデザイン、庭いじりと**

いった刺激的な活動を行うべきだ」との見解を示しています。

「知的刺激の高い活動」と言われると身構えてしまいますが、要は「**手を動かして、脳が美しい、楽しいと感じることをしよう**」ということです。

絵を描くのが好きな人は、絵を描く。書道が好きな人は、文字を書く。音楽が好きな人は、ピアノやギターを演奏してもいいでしょう。

自分が好きなことをすればいいのです。

もし、アートにも音楽にも、手芸や庭いじりにも興味がないという人がいたら、おすすめしたいのは、テレビゲームです。

「ゲームはバカになる」と言われていた私たち世代にとって、ゲームが「知的活動」だなんて冗談のようにも思えますが、ここで重要なポイントは「**手を動かして、楽しむ**」ことです。

両手の指を器用に動かして、目から入ってくる情報に合わせてコントローラーを操作するので、テレビゲームは脳の活性化につながります。

ただし、**こういった動作も同じことを続けていると、脳への刺激は減ってしまうもの。**意識せずにコントローラーが使えるくらいに慣れてしまったら、新しいゲームを始めましょう。

いろいろなゲームに挑戦して、どんどん脳を活性化しましょう。

脳が老けない人の習慣

脳トレでは認知症は防げない。
70代からは、テレビゲームをしよう。

ボケ防止に、「今日の目標」を立てている

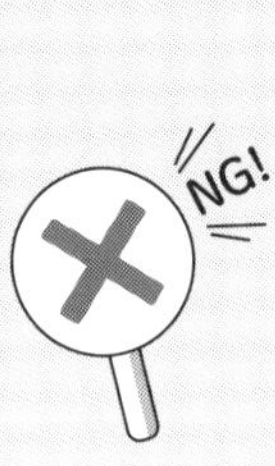

一日中ぼんやりと過ごしてしまわないように、毎日「今日の目標」を立てているという人がいます。

「仕事をする」ということは脳と心を元気にしてくれるので、毎朝「今日、やること」を決めるのは、大変結構なことです。

しかし、詳しく話を聞いてみると、「今日こそは、庭仕事を全部終わらせる！」「面倒で後回しにしていた、物置を片付ける」など、なかなか腰が上がらないことを「今日こそは」と目標にしてしまいがちなようです。

それでは、**脳にとっての「よい活動」にはならないかもしれません。**

なかなか腰が上がらないということは、心のどこかに「嫌だな」と思っている部分があるということです。

脳は、嫌なことをしていると脳にストレスをかけてしまうので、それでは本末転倒。その場合は、庭仕事の中でも「落ち葉はきだけ」とか「庭木の剪定だけ」とか、**自分が「楽しい」と思えることを目標にしましょう。**

人は、何かを達成すると喜びを感じるものなので、達成が困難な「庭仕事を全部」という大きな目標よりも、すぐに達成できる「落ち葉はき」などの小さな目標をいくつも設定して、**たくさんの達成感を得るほうが脳を元気にしてくれます。**

また、人はちょっと困難に思うことでも、うれしいことや楽しいことならば、努力を続けられるものです。だから、カサカサという音が心地よい落ち葉はきなど、**「気持ちがいい」と感じることを目標にするのがいいのです。**

この方法が脳にいいことは、有名な脳神経科学の実験でも証明されています。

達成感を得ることで、脳は元気になる

その実験とは、ネズミの脳を電気で刺激して、「快感」を感じさせたときの、ネズミの行動と脳神経の活動を調べたものです。

まず、ネズミの脳の「側坐核《そくざかく》」「中隔核《ちゅうかくかく》」「扁桃体《へんとうたい》」と呼ばれる、脳神経の集まっている場所を電気刺激し、「快感」を覚えさせます。

その後、ネズミが自分で電気刺激のレバーを押せるようにしたら、疲れ果てて倒れるまで、何度もレバーを押し続けたそうです。

このとき、ネズミの脳神経細胞からは、ドーパミンという神経伝達物質が分泌されていました。

ドーパミンが分泌されると、うれしいとか楽しいという感情が生まれます。

さらに、**ドーパミンの分泌は脳神経細胞を活性化させ、ネットワークを広げる効果**

もあります。

これが、ドーパミンが「やる気ホルモン」といわれる理由です。

このドーパミンは、**何かを達成して喜びを感じているときに分泌されます。**

だから、小さな目標をいくつも設定して達成感をたくさん得ること、落ち葉はきの音など「心地よさ」を大切にすることが重要になるのです。

小さな喜びを重ねていくことで、どんどんドーパミンが分泌され、みるみるやる気がわき、脳も心も元気になるはずです。

脳が老けない人の習慣

嫌なこと、おっくうなことは後回しでOK！
自分が「楽しい」と思えることから始めよう。

いつも活動的に動き回るようにしている

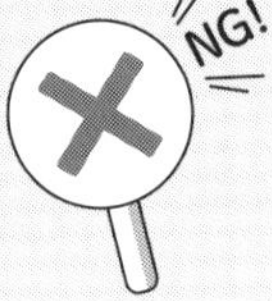

「達成感を得ると脳が活性化する」と聞くと、一日にたくさんの予定を詰め込もうと頑張る人がいます。

「やることリスト」に並んだタスクを次々と達成していくのは気持ちがいいので、そんな毎日を続けようと、つい頑張りたくなるものです。

でも、体力がついてこない日もあるでしょう。

そんな日は、**「何もしたくない」気持ちも行動予定に組み込めばいいのです。**

80歳を超えても、実年齢よりも20歳くらい若い脳を持つ人を「スーパーエイジャー」といいます。この、**脳が衰えないスーパーエイジャーたちの生活習慣には、**

「リラックスする時間をとる」という共通点があります。

そういうと、「ぼんやり過ごしていたら、ボケてしまうのでは?」と心配に思う人もいるでしょう。ポイントはそこなのです。

どうリラックスするかに、脳が老けるか、若返るかのカギがあるのです。

休息時間に、脳は活性化される

脳にいい「リラックスする時間」とは、心がゆったりしていて、難しいことを考えていない状態を指します。

「休息している」と自分が感じていることが大切なので、空に浮かぶ雲を眺めたり、湯船につかったり、好きな音楽を聴いたり。

「何もしていない」と意識しながら、好きなことをする。これが重要なのです。

脳は、リラックスした状態で、何もしていない時間に最も活性化することがわかっています。これを「**デフォルトモード・ネットワーク**」といいます。

英語で「何もしないこと」を指す「デフォルト」の状態のときに、脳はこれまでインプットされた情報を統合しているのです。

本を読んだり、計算をしたりといった脳の一部を使う行動ではなく、そうした行動からインプットされた情報を統合する作業なので、脳全体が活性化されます。**睡眠中に、脳が記憶を整理するのと同じ原理です。**

とはいえ、「何もしたくないから、今日はぼんやり過ごそう」「先月は忙しかったから、2~3日は何もしない」でもOKということではありません。**ずっと休息した状態では、デフォルトモード・ネットワークは起きません。**

インプット情報が何もなければ脳が整理すべき情報もないので、空っぽの倉庫を片付けようとしても何も仕事がないのと同じことです。

だから、朝起きて「今日は何もしたくない」と思ったら、その日の行動は「朝から長風呂する」など、好きなことを中心に計画しましょう。

デフォルトモード・ネットワークで、脳を活性化してから行動を起こすことで、脳にとってもより充実した一日を送ることができますよ。

脳が老けない人の習慣

何もしない時間に、脳は勝手に活性化する。
行動予定に「何もしない」をあえて組み込もう。

毎日図書館に通って、たくさんの本を読んでいる

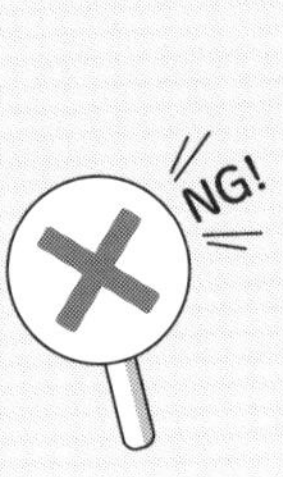

仕事をリタイアして、日中に自由時間ができた人の中には、散歩を日課にしている人も多いでしょう。その散歩コースに、休息も兼ねて図書館を組み込んでいるという話もよく聞きます。

運動習慣としての散歩と、脳へのインプット活動としての読書。素晴らしい脳活だと、私も思います。

読書は自分の好きな時間に行えて、好きなペースで読み進められる。しかも、知識も吸収できる。素晴らしい趣味です。

しかし、ここにも「脳が老ける人」と「脳が老けない人」の分岐点があります。

読書家には、博識で教養があるイメージがありますよね。だから、たくさん読むほうが脳にいいと思われがちです。

しかし、読書家がボケないという研究結果は出ていません。

もともと大変な読書家だった人が硬膜下血腫による記憶障害となり、それ以前の読書習慣に従って毎日読書を続けていましたが、毎日毎日、同じページを繰り返し読んでいた……。という話もあります。

大量の本に囲まれて幸せそうにボケている、そういうケースもあるのです。

では、「脳が老けない人」は、どのように読書をしているのでしょうか。

脳を活性化する本とは

本といってもさまざまなジャンルがあるので、「脳の老化防止には、どんな本を読んだらいいですか?」と質問されることがあります。

脳にいい刺激を与えることを目的とする読書だったら、**「未知のジャンルの本に挑戦してみる」**ということが重要となります。

そういうと、読みやすい小説よりも難しい学術書のほうが、知らないことを知ることができるからいい、と考える人もいるかもしれません。

でも、**興味が持てなくて読むことが苦痛になったり、難し過ぎて最後まで読み通せなかったりしたら、効果は半減。**あきらめて、次の本を開きましょう。

逆に、読みやすそうだからとベストセラー小説を手に取っても、流し読みでは心に何も残らないので、こちらも効果は期待できません。

脳にとって一番いいジャンルは、実は、人それぞれ。

自分が「本当に興味がある本」です。

本当に興味がある本を読んで感情が動くと、「扁桃体」が反応します。

扁桃体は大脳辺縁系の一部で、情動反応の処理と短期的記憶において主要な役割を持つ器官です。

「知らなかった」とか「感動した」とか、感情が強く動くことで、インプットされた情報が「忘れられない記憶」として脳に記録されます。

感動が新しい記憶を作っていくのです。

だから、どんなに高尚な学術書でも「つまらないな」「苦痛だな」と思いながら読んでいたら脳にいい刺激は生まれないのです。

あなたに合った「脳にいい本」の探し方

「感動が脳を若返らせる」からといって、泣ける小説を読めばいいのかと早合点してはいけません。

「想像が膨らむこと」と「心が動くこと」が重要なので、文字の本ではなく、写真集でもいいのです。

私は以前、アマゾンの野生動物の写真を見て、「どこの場所なのか」「どうやったら行けるのか」「どんな生態なのか」「どこで会えるのか」と、次々と湧いてくる疑問と、それを解決する術《すべ》を考えることに熱中しました。

実際に行ってみたら、期待し過ぎたせいか、それほどの感動はなかったのですが、そこに至る過程が重要なのです。

1枚の写真に感動し、イマジネーションを働かせ、実体験として脳に刻む。

これが、脳にとっては最高の刺激となるのです。

脳には、読書量や内容よりも「感動」を。

気になった本は、どんどん手に取りましょう。

または、何度読んでも心が動かされる本が1冊あれば、その1冊を何度も繰り返して読んでもいいのです。

読書の本質に立ち返り、想像力を豊かにする時間を楽しんでください。

脳が老けない人の習慣

脳には、読書量や内容よりも「感動」を。

脳活のために読む本は、写真集や絵本でもOK。

寂しくて、テレビをつけっぱなしにしている

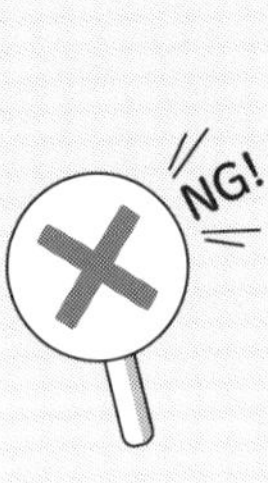

朝起きたらテレビをつけることが習慣になっている人もいるでしょう。
静寂に耐えられなくなり、ラジオをつけてしまう人も多いでしょう。

テレビやラジオからの情報は、話のネタになるのでコミュニケーションを円滑にするための糧となってくれます。流行の歌が流れてきて、「いい歌だな」と新しい音楽を聴くことも、脳へのいい刺激になります。
だから、なんとなく「脳の老化防止になりそう」と考えて、つけっぱなしにしている人もいるかもしれません。

でも、耳から入ってくる情報が全て脳にとって有益なものかというと、そうとは限りません。

最近のテレビやラジオから流れてくる話題は、食べ物や、新しくできたお店、テーマパークのイベントの話ばかりのように感じています。

もちろん、「これを食べてみたい」とか「ここに行ってみよう」と、好奇心がかき立てられれば、「脳にとっていい情報」なのですが、何も感じなければただの音。右の耳から入って、左の耳に抜けていくだけです。

脳は興味がないことに対しては何も動かないので、テレビやラジオをつけたところで脳の活性化にはならないのです。

テレビはオンよりオフのほうが、脳にいい

いっそ、テレビやラジオを消して、ぼーっと過ごしてみましょう。「ぼんやりして

いたら、ボケる！」と不安になる人もいますが、実は、脳は何も考えていないときのほうが活性化しています。ぼーっとして何も考えずにいる「瞑想」状態の脳を、ファンクショナルＭＲＩという装置で調べてみると、脳内の血液量が増加していることがわかっています。

瞑想することで、記憶力のアップや集中力の強化が期待できるほか、脳の大敵となるストレスを取り除く効果も見込めます。そのため、瞑想は、いまや全世界が注目している、「脳にいい」活動となりました。

欧米では「マインドフルネス」と呼ばれ、世界的なＩＴ企業であるグーグル社やアップル社も「瞑想」を取り入れているほどです。

しかし、この情報過多な社会で、外界からの刺激を受けないシチュエーションを作るとなると、意図的に「無」の状態を作らなければなりません。

まずはテレビやラジオを消して、脳が瞑想しやすい環境を整えてみましょう。

静かな部屋でぼんやりしていたら、周りから見たら「ボケちゃった⁉」と驚かれるかもしれません。

でも、気分はアップル社の創業者、スティーブ・ジョブスです。

禅寺で座禅を組むイメージで、心を静めて。意図的に「思考を止める」時間を作ってみてください。

頭がスッキリして、気持ちがいいですよ。

脳が老けない人の習慣

テレビからの刺激よりも、脳は「瞑想」で活性化する。

テレビを消して、目を閉じよう。

テレビは決まった番組だけを観ている

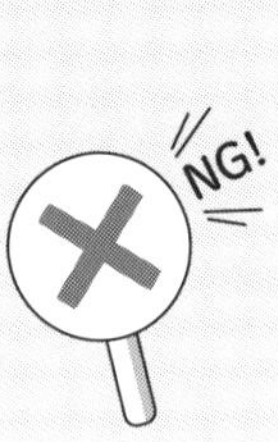

テレビについて、もうひとつ。

現代の高齢者は、長時間テレビを観ているというデータがあります。

ＮＨＫ放送文化研究所が２０２１年に発表した「２０２０年国民生活時間調査」によると、70代以上の高齢者は平日に5時間半、休日には6時間もテレビを観ているそうです。これは、10～40代の視聴時間の2倍近くになります。

「テレビばかり観ていたらバカになる」といわれていた時代を生きた世代の我々からすると、ゾッとするデータですが、脳の老化予防という視点で考えれば、テレビを観ることは悪いことではありません。

テレビを観ることは日常的な行動なので、そこに驚きや感動などないように思いますが、観る番組の選び方ひとつで「驚き」という経験を与えてくれます。

感動や驚きといった感情は、脳の「扁桃体」という場所が司っています。扁桃体が刺激を受けると、隣にある「海馬《かいば》」に刺激を送り、海馬の活動を活発化させます。**海馬は記憶を司る場所なので、活性化されると記憶力が強化されます。**

だから、涙を流した映画や、美しい景色など、感動したり驚いたりしたことは記憶に残りやすいのです。

脳を活性化するテレビの視聴方法

しかし、テレビをつけると、なんとなくいつも同じ番組を観たり、チャンネルを固定化したりしてしまいがちです。

「いつもどおり」では、新しい発見や感動、驚きが生まれないので、意識していつもと違うことに目を向けないといけません。

そこで、「あえて」いつもは観ないような番組にチャンネルを合わせてみてはいかがでしょうか。

ニュースをよく観る人は、Ｅテレを観てみるのもいいでしょう。最近の教育番組はタレントが多く起用されたり、お笑い芸人が面白おかしく解説したりと、バラエティー要素がプラスされていて驚かされます。

こういった、番組の見せ方の変化を発見することも「驚き」となり、脳を活性化してくれます。

また、ドラマを観ていた次の瞬間に、料理番組などの実用的なチャンネルに変えると違和感を覚えると思いますが、この「違和感」も脳の活性化につながります。

意外な情報が入ってきたときこそ、脳は驚き、印象に残る記憶となります。そういったチャンスは、自分が普段観ないテレビ番組の中にあるのです。

最近は、インターネットを使った動画配信で映画を観たり、ユーチューブでオリジナル動画を観たりすることもできます。

テレビから離れて、スマホやタブレットで「いつもとは違う」番組を探してみるのも、脳の老化防止になりますよ。

脳が老けない人の習慣

新しい発見や驚きは、脳の海馬を活性化する。
普段観ない番組を観て、記憶力を強化しよう。

気づくと座ってばかりいる

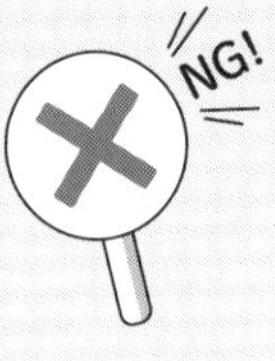

日本人は、座っている時間が世界一長いといわれています。

オーストラリアのシドニー大学が調べた「世界20か国における平日の総座位時間」調査によると、**日本人は世界一、座っている時間が長かったそうです。**

日本人が平日に座っている時間は1日7時間。最も座位時間が少なかったポルトガルは2・5時間なので、日本人は3倍近く座っていることになります。

さらに今回のコロナ禍で在宅勤務が増え、人によっては1週間まったく外出しなくなっている人もいたようです。今はようやく通常の勤務に戻り始めているようですが、一度、楽な習慣が身につくと、なかなか元の生活には戻らないでしょう。

さて、ずっと座ったままでいると、その間、下半身の筋肉は休止状態にあります。すると、下半身の筋肉とそのポンプ機能は低下してしまい、**体全体で血流の低下が起こり、脳への血の巡りも悪くなります。**

それだけでなく、明治安田厚生事業団体力医学研究所の調査では、1日9時間以上座っている人は、座っている時間が1日7時間未満の人と比べて糖尿病を有する確率が2・5倍になると報告しています。

さらに、同研究所は、1日12時間以上座っている人は、6時間未満の人と比べて、**抑鬱や心理的ストレスなど、メンタルヘルスの問題を抱える人が3倍近く多くなると**も報告しています。

しかし、もっと驚くべき報告もあります。

6万人を超える日本人を約8年間観察した調査です。その調査では、1日のうちで座っている時間が5時間未満の人の死亡リスクを基準にすると、**座っている時間が2時間長くなるごとに死亡リスクが15％ずつ増加するというのです。**

糖尿病もストレスも認知症のリスク要因となるので、体と心だけでなく、脳にとっても座り過ぎは悪影響を及ぼすということ。加えて、死亡リスクも増加することが明らかになっているのです。

もし、座り過ぎている自覚がある人は、ぜひ改善してください。

貧乏ゆすりで座り過ぎリスクを軽減

認知機能の低下を防ぐためには、あえて「ウロウロ」「ソワソワ」と生活してみるのも、いいかもしれません。

しかし、デスクワークをしている人やタクシーの運転手のように、自分の都合で立ち上がったり、ウロウロ歩き回ったりできない人もいるでしょう。

その場合は、**1時間に1回立ち上がって、全身の血流を促すようにしてください。**

もし、1時間に1回立ち上がることも難しいようでしたら、座ったままで「貧乏ゆすり」をするだけでも、OKです。

貧乏ゆすりをすると下半身の筋力が使われるので、ふくらはぎのポンプ機能が働き、足元から全身に巡る血流量が増え、脳への血流も促すことができます。

脳が老けない人の習慣

1時間に1回、立ち上がるだけでOK。

脳への血流が増して、認知症リスク減。

立ち上がるのも難しければ、貧乏ゆすりを。

転倒が怖いので、靴や靴下は座ってはく

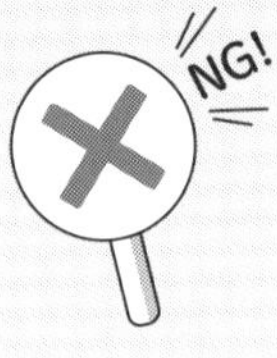

年をとると、片足立ちすることが難しくなります。

ブラジルのクリニメックス運動医学クリニックが実施している「クリニメックス運動コホート研究」のデータでも、片足で10秒立つテストを51~75歳の男女１７０２人に実施したところ、片足立ちができない人は年齢が上がるとともに増えるという結果が出ています。

このデータからは、片足立ちができない人は5歳ごとに倍増していくことと、**70歳を過ぎたグループは、55歳までのグループと比べて失敗した人の数が11倍以上に増加したこともわかっています。**

そう聞くと、「転倒して骨折して、寝たきりになったら大変だ」と、片足立ちのポーズを避けて生活をする人がいます。でも、それは大きな間違いです。

運動としても優秀な「片足立ち」

片足立ちをすると**バランス感覚が鍛えられ、筋力トレーニングにもなります。**

さらに、**脳への血流も促進してくれます。**

また、左右の足で1分ずつ、1日に3回行うと、**50分の歩行と同じくらいの運動量があるともいわれています。**

とはいえ、60歳を超えると1分間も片足立ちをするのは体力的にも大変な負担かと思うので、**まずは靴下をはくときに、左右それぞれ10秒ずつ片足立ちをしてみてはいかがでしょうか。**イスや床に座らずに、立ったまま片足を上げて靴下をはくだけなので、ぜひ毎朝の習慣にしてください。

片足立ちで、認知機能のチェックもできる

京都大学附属ゲノム医学センターの田原康玄《たばらやすはる》教授の研究では、**片足立ちで20秒以上バランスをとるのが難しい高齢者は、健康な人でも、脳内の小血管の損傷や認知機能の低下が起きているおそれがあることがわかりました。**

普段の生活に片足立ちを取り入れつつ、月に1回は「20秒間の片足立ち」ができるかをチェックして、ご自身の脳が老化していないか確認してみましょう。

脳が老けない人の習慣

ただ立つだけで、バランス感覚を鍛え、筋トレにもなり、脳への血流も促進してくれる「片足立ち」。70代なら、10秒間は「片足立ち」できるように練習を。

「20秒間の片足立ち」のやり方

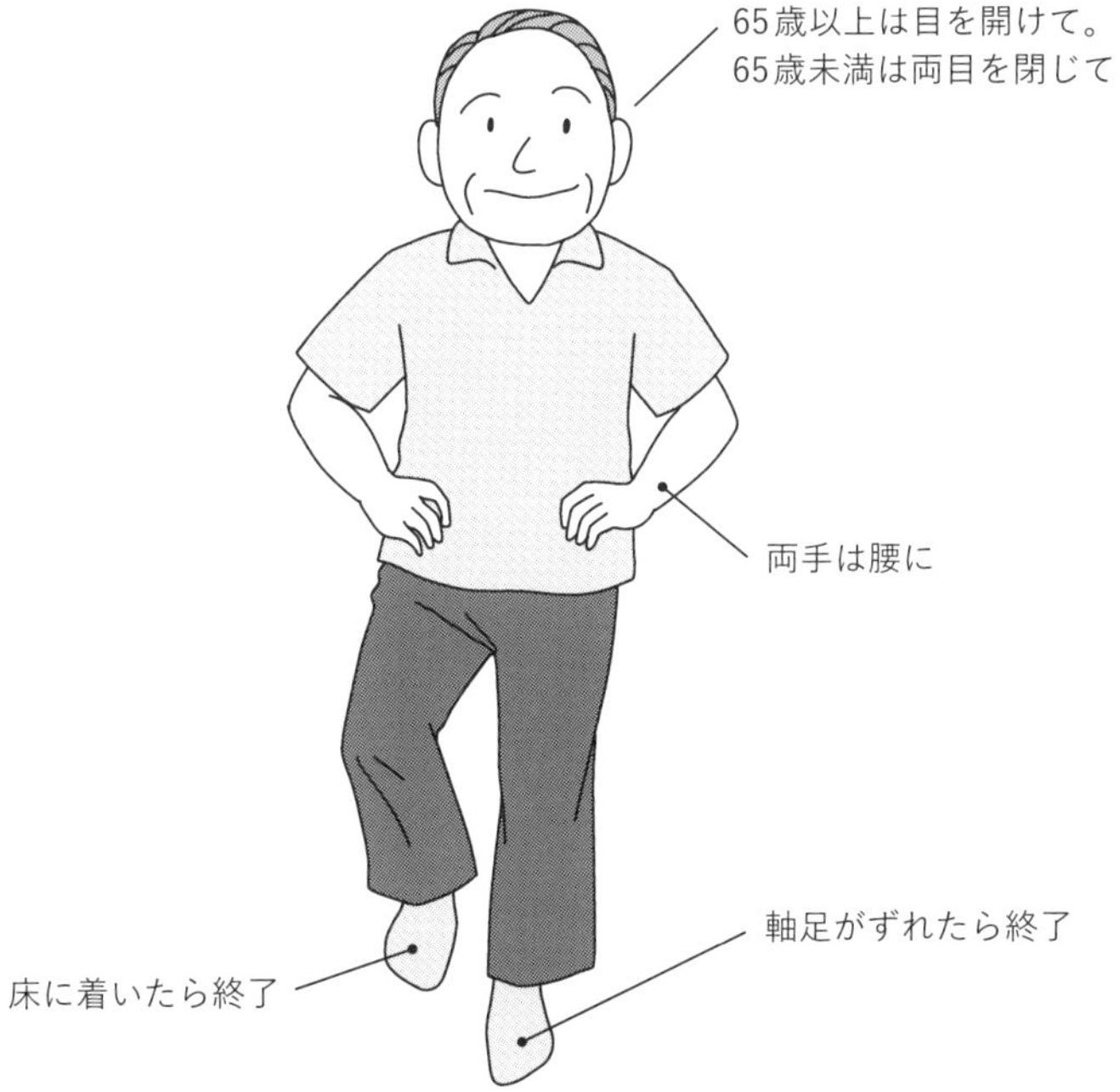
65歳以上は目を開けて。
65歳未満は両目を閉じて
両手は腰に
軸足がずれたら終了
床に着いたら終了

① 両手を腰にあて、目を開けたまま片足立ちする

左右どちらでも、立ちやすい側の足でOK。足を上げる高さや位置は自由だが、上げた足が軸足には触れないように注意。

※65歳未満の人は、両目を閉じて行う

② 軸足が少しでもずれたり、上げた足が床に着いた時点で終了

20秒間以下の場合は、まずは10秒を目指して毎日片足立ちの練習を。

※転ばないように、注意して行うこと

お風呂は面倒だから シャワーだけ

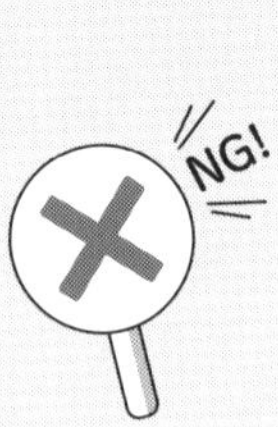

高齢になると、ひざや腰が痛んでお風呂を洗うのがつらくなります。また、一人暮らしになったりすると、自分ひとりのためにお湯を張ることが面倒になったりするようです。

「体を清潔に保てればいい」とシャワーだけですませている人もいるようですが、脳を老けさせないためには、ゆっくりと湯船につかったほうがいいでしょう。

湯船につかってリラックスすると、自律神経の副交感神経が優位に働き、脳内で「セロトニン」という物質が分泌されます。

セロトニンは「幸せホルモン」とも呼ばれる神経伝達物質のひとつです。

恐怖や驚きを伝える「ノルアドレナリン」や、喜びや快楽を伝える「ドーパミン」などの、ほかの神経伝達物質の情報をコントロールして、精神のバランスを保ち、安らぎをもたらしてくれます。

シャワーだけでは、セロトニン不足に

逆に、**セロトニンが不足すると、不安感が強くなり、ひどくなるとうつ病を発症することもあります。**

このように、セロトニンは脳をストレスによるダメージから守ってくれる、重要な脳内物質です。

しかし、リラックスした状態で分泌されるものなので、シャワーではセロトニンは分泌されません。むしろ、立ったまま湯を浴びていると交感神経が優位に働き、リラックスどころか緊張状態になってしまいます。

脳を覚醒したい朝にはシャワーだけでもいいですが、夜は湯船につかって、セロトニンの分泌を促しましょう。

睡眠を改善する効果も

就寝前に湯船につかると、リラックス状態のまま眠りにつけるので、眠りの質が向上するという効果もあります。

私たちは、日中は積極的な活動ができる交感神経が優位の状態でいます。この状態のまま睡眠に入ったら、眠ってはいるものの、体も脳も休んでいないことになります。そこで、湯船につかって、副交感神経が優位な状態に脳のスイッチを切り替えるのです。

副交感神経が優位な状態とは、いわるゆ「お休みモード」のことです。質のいい睡眠をとるためにも、副交感神経を優位な状態に切り替えることが必要なのです。

●本書へのご意見・ご感想をお聞かせください。

ご協力ありがとうございました。

郵便はがき

105-0003

切手を
お貼りください

（受取人）
東京都港区西新橋2-23-1
3東洋海事ビル
（株）アスコム

脳が老化している人に
見えている世界

読者　係

本書をお買いあげ頂き、誠にありがとうございました。お手数ですが、今後の出版の参考のため各項目にご記入のうえ、弊社までご返送ください。

お名前	男・女	才
ご住所　〒		
Tel	E-mail	
この本の満足度は何％ですか？		％
今後、著者や新刊に関する情報、新企画へのアンケート、セミナーのご案内などを郵送またはｅメールにて送付させていただいてもよろしいでしょうか？ □はい　□いいえ		

返送いただいた方の中から**抽選で3名**の方に
図書カード3000円分をプレゼントさせていただきます。

当選の発表はプレゼント商品の発送をもって代えさせていただきます。
※ご記入いただいた個人情報はプレゼントの発送以外に利用することはありません。
※本書へのご意見・ご感想およびその要旨に関しては、本書の広告などに文面を掲載させていただく場合がございます。

また、脳は眠っている間に活性化されます。**質のいい眠りは、さらなる「脳にいい」効果をもたらしてくれます。**

ただし、湯が熱いと心臓や呼吸器系に負担をかけてしまいます。また、交感神経を刺激してしまい、副交感神経への切り替えができなくなるので、お湯の温度は38〜40度くらいにして、ぬるめのお湯にゆっくりつかりましょう。

脳が老けない人の習慣

ストレスによるダメージで脳を萎縮させないために、湯船につかって脳を守ろう。

歯も減ったし、歯磨きはサボりがち

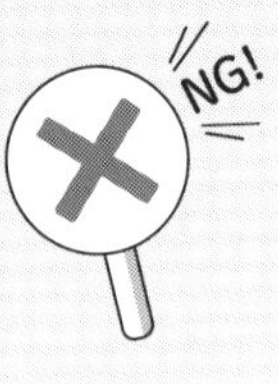

高齢になると、唾液の量が減り、歯垢（プラーク）が歯の表面に付着しやすくなります。

むし歯と違って歯垢が痛みなどの不快な症状を起こすことはないので放置されがちですが、実は、歯垢こそが脳と体に大きなダメージを与えるのです。

歯垢1㎎の中には、10億個の細菌がいるといわれています。

この歯垢は、むし歯や歯周病の原因となるだけではありません。**歯垢の中にいる細菌が脳に入り込むと、認知症の発症リスクを高めるともいわれているのです。**

東北大学の研究グループが、70歳以上の高齢者を対象に行った調査によると、脳が健康な人の歯は平均14・9本でしたが、認知症の疑いがある人の歯は平均9・4本しかありませんでした。

つまり、**歯周病やむし歯で失った数が多い人ほど、認知症になりやすいのです。**

これらのリスクを回避するには、日頃から正しい口腔ケアを行い、歯周病を予防することが重要です。

認知症を予防する、歯の磨き方

脳の健康のために行う歯磨きであれば、1日4回、3分間が理想です。

就寝中は唾液の量が減るので、口内は細菌が繁殖しやすい状態になります。だから、朝起きたらすぐ、**朝食をとる前に、まずは歯磨きを1回します。**

食事のカスが口内に残っていると、細菌が繁殖しやすい環境になるので、**朝食後にも歯磨きをします。**

同様に、**昼食後、夕食後にも歯を磨いて、全部で4回です。**

それぞれ3分くらいかけて、しっかりと歯を磨いてください。

歯磨きができないときは口をすすぐだけでもOKです。そのぶん、夜にしっかり歯を磨きましょう。

口をすすぐときは、含んだ水を口の上と下、そして裏側に向けてうがいをしてください。水を口に含んでガラガラとうがいをするだけでは、歯の間に残っている食べかすや歯垢はとれません。クチュクチュと音がするくらい強くぶつける感覚でうがいをするといいでしょう。

また、すすぐときに口に含むのは、水だけでも十分に洗浄効果はありますが、食後に飲んでいるお茶を使えば、**お茶に含まれるカテキンによってウイルスや細菌を除去したり殺菌したりする効果も高まります。**ぜひ試してみてください。

さらに、**デンタルフロス**（糸ようじ）**を使うと歯垢の除去率が30％アップするというデータもあります。**時間に余裕がある夜だけでもフロスを使うとさらにいいでしょう。

脳が老けない人の習慣

歯垢（プラーク）が、認知症リスクを上げる！
寝起きと食後の1日4回歯磨きで、脳と歯を磨く。

「規則正しい生活」でボケ予防！昼寝をしないようにしている

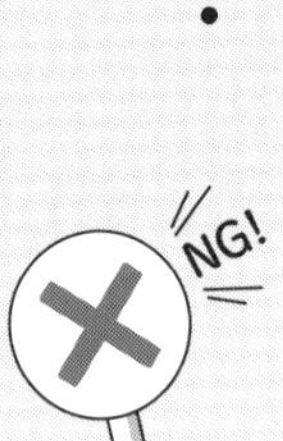

「昼寝なんかして、だらけた生活をしていたらボケる！」と誤解している人がいます。

しかし、それは日中だらだらと眠って、夜寝つけない人の場合です。

日中は、脳へのいい刺激が少ない生活を送る上に、しっかり睡眠がとれないと、記憶を整理する「脳が活性化する時間」も少なくなるので、たしかに「脳が老ける」条件が整ってしまいます。

でも、十分な睡眠をとっていても、日中にウトウトと眠くなることもあるでしょう。

そんなときは、思いきって15分だけ短い昼寝をしましょう。

国立精神・神経センターによると、人間は習慣的な就寝時間の15時間後に眠気が強くなるといわれています。夜10時に寝る人は、午後の1時くらいに眠気のピークがくる計算です。

この「昼寝の誘惑」は我慢せずに短い昼寝をとりましょう。

科学的な昼寝で「脳」力アップ

コーネル大学の社会心理学者・ジェームス・マース博士は、15分から20分程度の短い時間の昼寝で、**記憶力アップ、集中力の向上、ストレスの軽減、認知症の予防に効果があると発表しています。**

少し前に話題になった、「パワーナップ」という快眠法です。

さらに、**1時間未満の昼寝をする習慣のある高齢者は、アルツハイマー型認知症を**

発症するリスクが5分の1に低下するともいわれています。

ボケ防止に昼寝、最高じゃないですか。

ボケ防止の昼寝で唯一気を付けたいこと

ただし、注意したいのは睡眠時間の長さです。

睡眠には、「レム睡眠」と「ノンレム睡眠」の2種類があります。

浅い眠りの「レム睡眠」の段階で、体は疲労を回復し、脳は記憶の固定や消去、学習内容の整理を行います。ここで「入眠前に取り込んだ情報を処理して、忘れられない記憶に変換する」ため、人は夢を見るのです。

しかし、深い眠りの「ノンレム睡眠」の段階まで進むと、なかなか目が覚めず、仕事の処理能力が低下したり、車を運転する場合は居眠りなどの事故を誘発したりする危険があります。

そのため、昼寝は「レム睡眠」の段階で起きることが重要です。

「レム睡眠」は眠り始めてから15～20分に相当するので、昼寝は15分がベスト。脳も体もスッキリとして、午後も精力的に活動できますよ。

脳が老けない人の習慣

70代の「昼寝」こそ、百薬の長。
眠くなったら15分だけ昼寝しよう。

年のせいか、寝つきも悪いし眠りも浅い

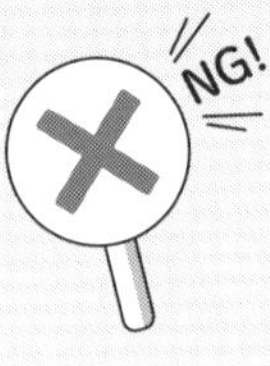

睡眠のお話をすると、「眠りの質が悪い」と相談されることがあります。

これは、加齢によって体が変化することで起こるものなので、ある程度は「仕方がないもの」として、受け入れることも大切です。

しかし、私たちが眠っている間に、脳は活発に活動します。

日中の活動で受け取った刺激を、記憶として整理するためです。

寝る時間が短くなってしまうと、脳が活性化している時間までも短くなってしまうので、毎日6時間は睡眠時間を確保したいところです。

では、どうしたら睡眠の質を改善できるのでしょうか。

睡眠の質を上げる「入眠儀式」を取り入れる

そこで、提案したいのは、「夜の入眠儀式」を決めること。

私がおすすめする入眠儀式は、「明日の支度」をすることです。安心して眠りにつくには、気持ちがゆったりと落ち着いていることが大切です。

だから、「明日の心配」をひとつでも少なくしておくのです。

前の日の夜に、リラックスした状態で明日の計画を立てて準備をしておくと、翌朝は精神的な負担もなく、すんなりといい1日がスタートできます。

一石二鳥というわけです。

よく、寝る前に本を読むという人がいますが、私は夜に読書をしません。

その理由は、眠れなくなってしまうからです。

感動が脳を活性化してくれるからと、感動的な物語を読んだら気持ちがたかぶって眠れなくなりますし、美しい景色の写真集を眺めても「いつ行こうか」などと考えてしまい、なかなか寝つけなくなってしまうのです。

学術書を読んでも、先が気になってついつい読み進めてしまい、朝方まで読んでしまうこともあります。

反対に、私には、人から驚かれる入眠儀式もあります。

寝る前に動画配信で海外ドラマをよく観るのです。

「続きが気になって眠れなくならない？」と質問されますが、私にとってはそれが入眠儀式なので、いつも途中で寝てしまいます。

このように、**入眠儀式は人それぞれでいいのです。**

子どもの頃から寝る前に本を読んでいたという人は、読書が入眠儀式として生活に定着しているので、寝る前に読書をするのが一番でしょう。

良質な睡眠は脳の老化防止にとても有効なので、自分に合った入眠儀式を見つけて、夜は心穏やかにお過ごしください。

脳が老けない人の習慣

高齢者の不眠は、脳・心・体に悪影響！
自分に合った「入眠儀式」で快眠を。

運転免許を返納しようか悩んでいる

最近、「免許を返納したほうがいいのか」と相談されることが多くなりました。

アクセルとブレーキを踏み間違えた、高速道路を逆走したなどの、高齢者の運転による自動車事故のニュースを見ると、自分は大丈夫だろうかと不安になりますよね。

しかし、事故件数は若い人に多く、高齢者は少ないのです。

もちろん、認知症と診断されれば、運転は原則として禁止されています。

でも、**あきらかに認知機能が低下している人でなければ、自動車の運転を続けているほうがボケ予防になります。**

自動車の運転は、道路の状況や標識を「見る」、周りの音を「聞く」、次々と変化する状況を「判断する」、そしてハンドルやギア、ウインカーを「操作する」など、複数の脳の機能を同時に使う、複雑な作業です。

自動車を運転することで脳が活性化されるので、脳の老化防止という視点では、認知機能の低下が防げるというメリットがあります。

免許を返納することで、認知症が進む人も

また、運転免許を返納することで生活が大きく変化してしまうことも、認知症を進めてしまうリスクとなります。

自動車がなくても自由に出かけることができるような、都市部に住んでいる人は運転免許を返納しても問題ありませんが、車がないと移動ができない地方に住んでいる人は、運転できなくなるとライフスタイルが大きく変わります。

車で出かけることができなくなり、家に引きこもりがちになると、人と会って話を

する時間が減り、脳が受ける刺激が減ります。

それだけでなく、**生きる意欲や楽しみを失い、うつ状態になり、認知症が進んでしまう人もいます。**これが問題なのです。

だから、免許の更新にテストを受ける「認知機能検査」で不合格になったり、NPO法人高齢者安全運転支援研究会が作成した「運転時認知障害早期発見チェックリスト30（次ページ）」に5つ以上のチェックが入ったりしなければ、**運転を続けて「脳の老化予防」に役立ててほしいと私は考えています。**

脳が老けない人の習慣

「見る」「聞く」「判断する」「操作する」と複数の脳の機能を同時に使うので、ボケ予防には、車の運転を続けたほうがいい。

運転時認知障害早期発見チェックリスト30

30問のうち5問以上にチェックが入った方は要注意です。毎年1度はチェックして、項目が増えるようなことがあれば専門医や専門機関を受診しましょう。

- □ 車のキーや免許証などを探し回ることがある
- □ 今までできていたカーステレオやカーナビの操作ができなくなった
- □ トリップメーターの戻し方や時計の合わせ方がわからなくなった
- □ 機器や装置（アクセル、ブレーキ、ウインカーなど）の名前を思い出せないことがある
- □ 道路標識の意味が思い出せないことがある
- □ スーパーなどの駐車場で自分の車を停めた位置がわからなくなることがある
- □ 何度も行っている場所への道順がすぐに思い出せないことがある
- □ 運転している途中で行き先を忘れてしまったことがある
- □ よく通る道なのに曲がる場所を間違えることがある
- □ 車で出かけたのにほかの交通手段で帰ってきたことがある
- □ 運転中にバックミラー（ルーム、サイド）をあまり見なくなった
- □ アクセルとブレーキを間違えることがある
- □ 曲がる際にウインカーを出し忘れることがある
- □ 反対車線を走ってしまった（走りそうになった）
- □ 右折時に対向車の速度と距離の感覚がつかみにくくなった
- □ 気がつくと自分が先頭を走っていて、後ろに車列が連なっていることがよくある
- □ 車間距離を一定に保つことが苦手になった
- □ 高速道路を利用することが怖く（苦手に）なった
- □ 合流が怖く（苦手に）なった
- □ 車庫入れで壁やフェンスに車体をこすることが増えた
- □ 駐車場所のラインや、枠内に合わせて車を停めることが難しくなった
- □ 日時を間違えて目的地に行くことが多くなった
- □ 急発進や急ブレーキ、急ハンドルなど、運転が荒くなった（と言われるようになった）
- □ 交差点での右左折時に歩行者や自転車が急に現れて驚くことが多くなった
- □ 運転している時にミスをしたり危険な目にあったりすると頭の中が真っ白になる
- □ 好きだったドライブに行く回数が減った
- □ 同乗者と会話しながらの運転がしづらくなった
- □ 以前ほど車の汚れが気にならず、あまり洗車をしなくなった
- □ 運転自体に興味がなくなった
- □ 運転すると妙に疲れるようになった

警視庁ホームページより

頭をスッキリさせるために、タバコを吸っている

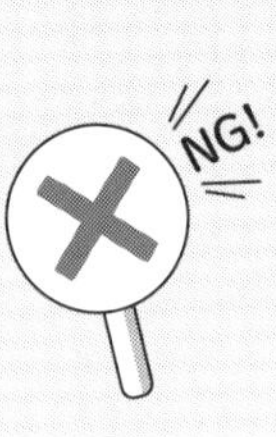

いまや、ほとんどの公共機関は禁煙になり、どこの会社も禁煙または分煙がすすんでいます。それでも、「気分転換にタバコを吸ってくる」とか「タバコを吸わないと、頭が働かない」という喫煙者にまだ出会います。

日本たばこ産業（ＪＴ）が２０１８年に行った「全国たばこ喫煙者率調査」によると、成人男性の平均喫煙率は27・８％。

今でも３人に１人は喫煙しているという計算になります。

男性の喫煙率が83・７％と最も高かった１９６６年に成人した人たちが、今ちょうど70代くらいですから、いまだに「タバコを吸うことで頭がスッキリする＝脳にいい」というすり込みが抜けないのかもしれません。

しかし、最近の研究では、**タバコをたて続けに吸うチェーンスモーカーは、知的機能不全、つまり「ボケ」になる確率が2倍になるといわれています。**

また、記憶能力のテストでも、喫煙者よりも非喫煙者のほうがいい成績をとることが、さまざまな研究でわかっています。

タバコで頭が冴えるのは「まやかし」

「タバコを吸わないと頭がスッキリしない」というのは、実はニコチン依存症による離脱症状です。体内のニコチン濃度が下がることでイライラしたり、ストレスを感じたりして、目の前の仕事に集中できなくなるという「禁断症状」が出ているだけなのです。

喫煙は、過度のアルコール摂取と同じように、体のあらゆるところに異常をきたします。そして、記憶力も低下させるのです。もし、あなたが喫煙者で、認知機能の低下が気になりだしたら、すぐに禁煙をするべきです。

ここで、私が禁煙教室で行っていた禁煙方法をご紹介しましょう。

①禁煙を開始する日を決める

月の初め（一日《ついたち》）、誕生日、国際禁煙デー（5月31日）、元日など、何かをきっかけに禁煙をスタートさせましょう。

禁煙を成功させるために重要なのは、「やめよう」と思うきっかけと、強い意志です。だから、開始日に意味を持たせることで、ぐんと成功率が上がるのです。

②禁煙指導をしている医師を探す

禁煙は、自分自身との孤独な戦いです。しかも、数日や数週間といった期限のない、長期的なチャレンジになります。

そんな壮大な挑戦なのに、周りの人が毎日ほめたたえてくれるわけでもありません。意外と冷たく、非協力的かもしれません。

だからこそ、誰か励ましてくれる人を探すのです。

最近では、病院やクリニックで禁煙指導をしてくれる医師が増えています。また、禁煙補助は保険が適用されるので、一度、試してみてはどうでしょうか。

きっと禁煙の成功を助けてくれますよ。

脳が老けない人の習慣

「タバコを吸わないと頭がスッキリしない」のは、ニコチン依存による離脱症状のせい。
喫煙は認知機能を低下させるので、いくつからでも禁煙を。

第3章

70歳からの、やってはいけない食生活

あまり食べられなくなったから、好きなものしか食べたくない！

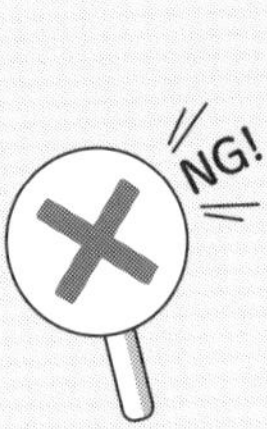

生活習慣病は脳卒中の危険因子のひとつです。そして、脳卒中は認知機能障害を引き起こす原因となる恐ろしい病気のひとつです。

肥満だけでも脳梗塞のリスクが上がりますが、糖尿病がある人は、ない人の4倍も脳梗塞の発生率が高いのです。これに高血圧などの合併症があれば、さらに危険度が上乗せされていきます。

これが、**「太るとボケやすくなる」といわれる所以です。**

しかし、糖尿病や高血圧、脂質異常症などの生活習慣病は「グルメな人がかかる病」ともいわれています。

おいしいものをたくさん食べて、肥満やメタボになった体に目をつぶってでも美食を続けた「覚悟のある人」なのですから、認知機能の低下が気になってもグルメな食生活がやめられないのも納得です。

しかも、そんな人ほど「老い先短いのだから、もう節制なんて嫌です」とか「好きなものを思う存分食べさせてください」と訴えるのです。

また、食事の我慢はしたくないけれど、認知症や生活習慣病は怖いからと「病院に行って薬をもらってくる!」という人もいます。

医師や薬の力を借りて、健康状態をよくすることには賛成ですが、**私は「70代以上の健康数値には正常値がない」と考えています。**

高齢になるに従って、血糖値や血圧、コレステロール値は、じわじわと右肩上がりになる傾向にあります。

そうすると、70代くらいには「疾病」と判断されるレベルまで上昇してくる場合が多いからです。

そのため、**70代以上の健康数値は一般的な「基準値」（20代から60代までの健康な人の平均値）と比較するだけでは、その人が健康か不健康かを判断することは難しいのです。**

大切なのは、個人の検査値の変化を経年的に観察していくことです。

だからこそ、健康診断は毎年きちんと受けることが大切なのです。その結果をグラフ化して、自分の数値の推移を確認すると、なおいいでしょう。

「腹7分目」でボケずに長生き

もし、血糖値や血圧、コレステロール値が徐々に基準値を超えてきているようでしたら、**病院で治療薬を処方してもらうよりも、まずは食事を「腹7分目」に心がけましょう。**

「腹8分目に医者いらず」ということわざがありますが、1日に必要とされる摂取カロリーの70～75％の食事を続けることで、肥満や動脈硬化、糖尿病、アルツハイマー型認知症などの老化現象に関わる病気を防ぎ、寿命が延びる可能性があることが、金沢医科大学の古家大祐《こやだいすけ》教授の研究でわかりました。

アメリカのウィスコンシン国立霊長類研究センターが行った、アカゲザルを使った研究では、自由に好きなだけ食事をとるグループと、普通より30％カロリーを減らした食事を与えるグループにアカゲザルをわけ、20年間にわたって健康状態を比較したところ、**カロリー制限をしたグループは、好きなだけ食事をしたグループに比べて、糖尿病の発症はゼロ。がんと心血管疾患の発症は50％も低下しました。**

また、実験中の20年の間に、自由に食事をしていたグループは50％が死亡したのですが、カロリー制限をしたグループは80％が生存していました。

これは、カロリーを減らすことで「長寿遺伝子」と呼ばれる「サーチュイン遺伝子」が活性化するために起きた健康効果です。

サーチュイン遺伝子は、２０００年にアメリカのマサチューセッツ工科大学のレオナルド・ガレンテ博士らによって発見されたものです。飢餓状態になると活動を始めることがわかっていて、**細胞内でエネルギーを作りだすミトコンドリアを増やし、細胞内の老廃物を除去したり、細胞を傷つける活性酸素を排出し細胞を修復して若返らせたりする遺伝子です。**

２０１１年に古家教授が実際に人間で行った実験では、１日に必要なカロリーを25％減らした食生活を続けると、遺伝子が作り出す「サーチュイン酵素」の量が１・４〜１・６倍に増加、７週間後には４・２〜10・０倍にまで増えたそうです。

また、被験者の血圧、中性脂肪、体内の炎症マーカーの値も改善していました。

つまり、**たった7週間、食事量を「腹7分目」にしただけで、生活習慣病のリスクが大きく下がったということです。**

「腹7分目」生活を続けることが難しい場合は、**週に1回の12時間断食でも長寿遺伝子は活性化できます。**それでも「つらい」「できない」という人は、161ページで紹介する「90分断食」を行ってオートファジー（細胞内の古い悪玉タンパクを新しく作り替えること）を活性化しましょう。体と脳の老化を防ぐことができます。

薬よりも「プチ飢餓」。今日から始めてみませんか。

脳が老けない人の習慣

生活習慣病になると、ボケるリスクが4倍に。

「長寿遺伝子」を活性化する「腹7分目健康法」でボケ防止！

健康に気を付けて「塩・糖・脂」を控えている

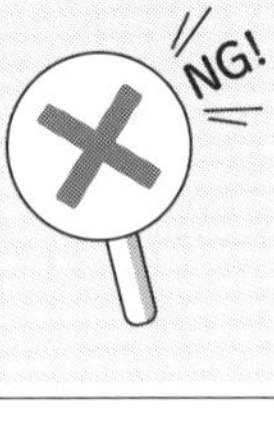

脳と体の健康のために、食生活に気を付けているという人がいます。

「料理は薄味」「野菜と玄米を食べる」。いかにも、健康長寿なスーパーエイジャーの生活というイメージでしょう。

高齢者の肥満は、若年層とは違ったリスクを抱えているので、素晴らしい心がけだと思います。

シニアの生活習慣病のリスクは、脳機能に影響を与えます。

糖尿病は、脳へのエネルギーを取り込みにくくしたり、脳の血管の動脈硬化を進行させるため、認知症を発生するリスクが高まります。

高血圧になった場合は、脳梗塞のリスクが上がるため、認知症を発症するリスクも上がります。

とはいえ、「この先ずっと粗食か」と思うと、気が滅入る人もいるでしょう。

かといって、若い人のように、好き勝手に食べる日と、極端な食事制限を繰り返すダイエットは、体に負担がかかるので高齢者にはおすすめできません。

そこで提案したいのが「90分断食」です。

90分断食で「オートファジー」機能を活性化

たった90分では「断食」とは言えないでしょう⁉　と驚く人もいるでしょう。

でも、**朝食を90分遅く食べ始めて、夕食を90分早く食べる「90分断食」には、すごい効果があるのです。**

イギリスのサリー大学の研究で、食事の時間を90分ずらすだけで、断食のメリットとしてうたわれている「オートファジー」機能が活性化され、体重が落ちることがわかりました。

この実験の参加者たちは、90分断食を10週間行ったところ、普段通りの時間に食事をしたグループと比較して約6割の人が2倍も体脂肪が減ったそうです。

オートファジーとは、細胞内部の古くなった悪玉タンパク質が新しく作り替えられるメカニズムです。「デトックス」や「プチ断食」が流行していたときに、テレビや雑誌で見かけたことがある人もいるでしょう。

細胞内の老廃物や有害物質などが分解され、新しいものに作り替えられることにより、自律神経の安定や免疫機能向上、血流の改善などの効果が期待できます。

普段の朝食が6時なら7時半、普段の夕食が19時なら17時半にするだけの簡単な方法なので、体重の増加が気になりだした人やメタボが心配な人は、ぜひ挑戦してみてください。

さらに、適度な運動と良質な睡眠もプラスされれば、健康長寿で脳にいい生活、間違いなしです。

脳が老けない人の習慣

70代にもなれば、健康数値はあてにならない。
細胞を内側から活性化する「90分断食」で、
生活習慣病も、ボケるリスクも根本から改善！

誤嚥が怖いので、やわらかいものを食べている

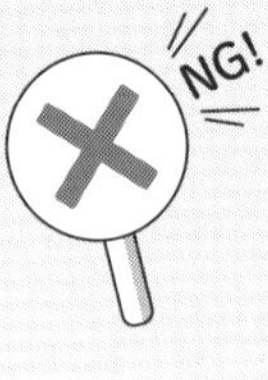

認知機能が気になりだした人に、普段の食事でどんなものを食べているのか聞くと、「誤嚥《ごえん》が怖いので、やわらかく煮た野菜」と答える人の多いこと。

たしかに、咀嚼《そしゃく》機能が低下してくると誤嚥が怖いですし、噛むことがつらくなるので、やわらかいものを好むようになるでしょう。

しかし、**噛むことは脳への血流量を増やし、大脳の脳神経細胞の活動を活発にしてくれる効果があります。**

これは、18〜40歳までの12人にガムを噛んでもらい、脳の血流がどう変化するのかをPET（陽電子放出断層画像診断装置）で調べた、東京医科歯科大学の窪田金次郎名誉教授の研究でわかったことです。

この実験によると、咀嚼中は大脳の感覚運動領野で25～28％、味覚中枢で9～17％、小脳などで8～11％も血流量が増加するそうです。

さらに、咀嚼をやめると血流量が元に戻ることもわかりました。

また、老化モデルマウスを使った研究では、やわらかいえさを食べたマウスと比べて、かたいえさを食べたマウスのほうが、記憶力に関する実験の成績がよかったという報告もあります。

この実験で、**老齢期に噛む力が低下すると、記憶に関係する海馬《かいば》という部分の神経活動が減少し、記憶力が悪くなるということが証明されました。**

さらに、歯の数が少ないほど認知症になる割合が高いことも報告されています。これは、歯周病菌による影響だけでなく、**十分に噛めなくなったことで脳への血流量が減ったことも影響していると考えられます。**

2倍「噛む」だけで、脳は活性化される

噛む回数を増やすことは「脳の老化防止」に大変有効なので、普段の食事の度に、**2倍の回数噛んで食べることを意識してみてください。**

1、2、3、4……と、噛む回数を数えながら食べていたら、味がわからない。食事が楽しめないという人は、これまでやわらかく煮ていた野菜を、歯ごたえを残す程度にかたくゆでるなどのちょっとした工夫をするだけで、自然と噛む回数を増やすことができます。

誤嚥が怖い人は、まずは野菜を「かたゆで」にすることから挑戦してみてはいかがでしょうか。

噛む回数が2倍になれば、食事の時間も2倍かかります。

すると、自然と早食いもやめられて、ダイエットにもなるでしょう。
脳への血流量が増える上に、ダイエット効果で健康も増進。
これは、一石二鳥ですね！

脳が老けない人の習慣

噛む力が低下すると、記憶力も低下する！
歯ごたえのあるものを食べて、脳に刺激を。

野菜を使いきれないから、お総菜を利用している

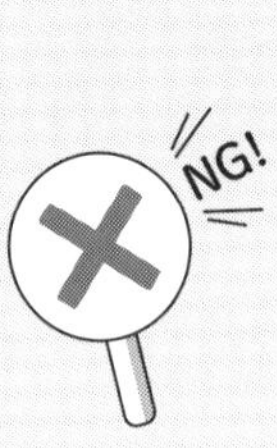

ご高齢の一人暮らしの人と食事について話していると、「野菜を買っても使いきれない」「腐らせてしまってもったいないから野菜が買えない」とよく聞きます。料理が苦手な人だと、スーパーやコンビニエンスストアで弁当や総菜を買い、各種ビタミンはサプリメントでとっているという人もいます。

しかし、肝臓や腎臓での代謝機能は加齢によって低下してくるので、ある日突然それまで飲んでいたサプリが体に合わなくなることがあります。過剰投与が起きて、副作用として健康を害する危険があるのです。

とはいえ、ビタミンの代謝量は個人差が大きいため、どこからが「不足」でどこか

らが「過剰」かを、明確に提示することはできません。

そこで、70歳を超えた人には、**サプリではなく冷凍野菜で野菜不足を解消することをおすすめします。**

意外と体にいい⁉ 冷凍食品を活用しよう

冷凍食品なんて体に悪い！　と思う人もいるかもしれません。

でも、最近のスーパーやコンビニエンスストアの冷凍食品売り場をのぞいたことはありますか？　「レンジでチンするだけ」の加工食品の隣に並ぶ、たくさんの冷凍カット野菜に、きっと驚くことでしょう。

冷凍ブロッコリーやほうれんそう、小口切りにされたネギなどの「下処理済みの冷凍野菜」は、そのままでは食べられませんが、**包丁やまな板を使わなくても、みそ汁やおかずに「ちょい足し」で調理ができる優れものです。**

また、食べるぶんだけ「ちょこっと使い」をしたら、冷凍庫で1か月ほど保存できるので、いつでも手軽に野菜を解消できます。

なにより、**食品からとる栄養素は、過剰ぶんは自然と体外に排出されるので、サプリのような副作用の心配もなく、安全・安心です。**

毎日、新鮮な野菜を買うのは面倒。という人は、2日に1度は冷凍カット野菜を利用して、野菜不足を解消するといいでしょう。

脳が老けない人の習慣

腐らない、包丁もまな板も使わない、便利な冷凍カット野菜を活用して、食べるぶんだけ野菜を「ちょい足し」して。

脳の老化を防ぐためにとりたい食品

糖質を脳のエネルギーに変換！

●ビタミン B_1

豚肉、焼き海苔、ごま、大豆、そば、ほうれんそうなど

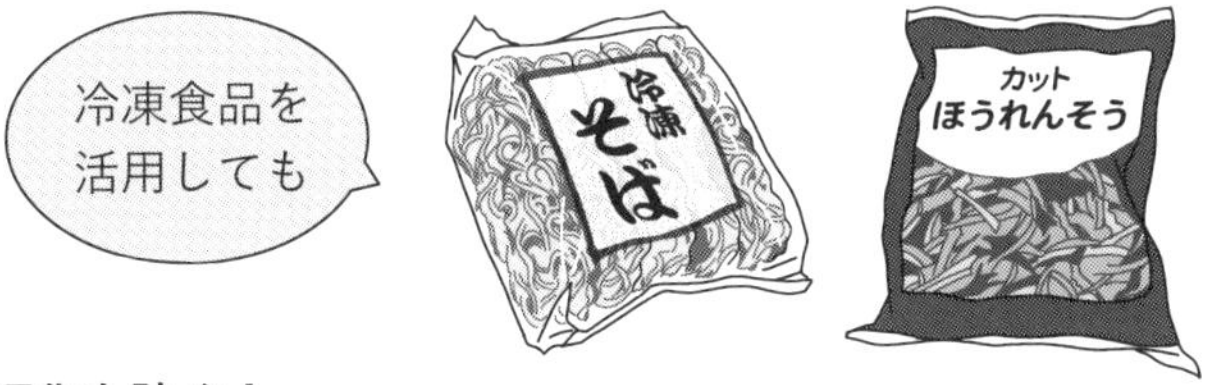

動脈硬化を防ぐ！

●ビタミン B_{12}

豚肉、牛肉、レバー、かき、あさり、しじみなど

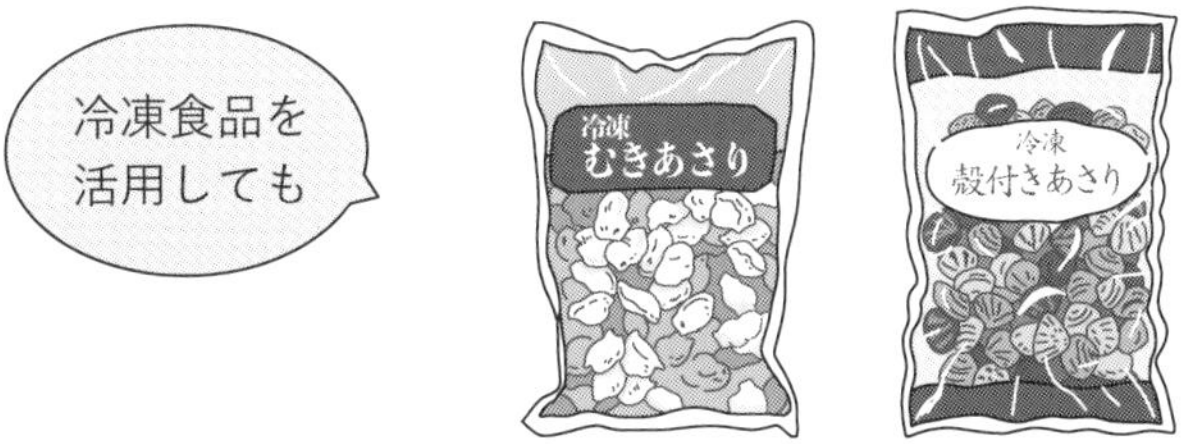

強い抗酸化作用で脳の老化を抑制！

●ビタミンC

イチゴ、ブルーベリー、柑橘類、キウイフルーツ、赤ピーマン、ブロッコリー、豆苗、サツマイモ、ジャガイモなど

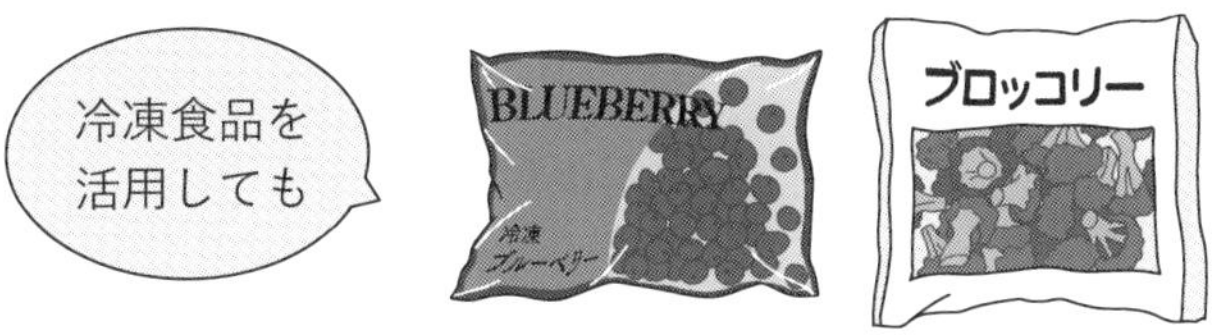

健康に気を付けて肉を控えている

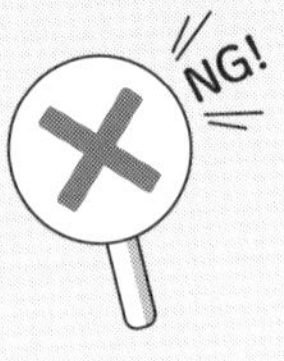

動脈硬化や脳梗塞が怖いから、コレステロール値に気を付けている、という人もいるでしょう。脳梗塞から血管性認知症や認知機能の低下を起こす人もいるので、脳梗塞のリスクを下げる生活には、私も大賛成です。

しかし、コレステロール値を下げるために肉を食べないというのは、おすすめできません。

脳の栄養はブドウ糖なので、「ごはんやパンなどの炭水化物をきちんと食べ、野菜からビタミンをとればいい」と誤解している人がいますが、**糖質が分解され、エネルギーに変わるときに必要なビタミンが不足していたら、脳はエネルギー不足になって**

しまいます。

そこで必要になるのが、肉に含まれるビタミンB_1やビタミンB_{12}なのです。

糖だけでは、脳は働けない

ごはんやパンから摂取された糖質は、体内でブドウ糖へと変化します。ブドウ糖は、脳を活動させるときに速攻的に使われるエネルギーです。頭を使った後に「甘いものが食べたい」と思うのは、まさに脳が「糖質」を求めている証拠です。

このブドウ糖は、ビタミンB_1がなければエネルギーに変わることができません。

つまり、脳が働かなくなってしまいます。

また、ブドウ糖のエネルギーが脳の活力源として利用されるときに働くのがビタミンB_{12}です。**脳の神経細胞からの命令を体に伝えるときにも必要な栄養素です。**

このビタミンB_{12}は、植物性食品にはまったく含まれない、唯一のビタミンです。
だから、肉を食べない食生活はおすすめできないのです。

どうしても肉が苦手だという人は、**ビタミンB_1は豚肉のほか、焼き海苔、ごま、大豆、そば、ほうれんそうからも、とることができます。**

ビタミンB_{12}は豚肉、牛肉のほか、かきやあさりからも摂取できます。あさりなら、みそ汁1杯が1日に必要な量の目安です。

これらのビタミンは、バランスのいい食事をしていれば、まず欠乏することはありません。しかし、偏った食事をしていると飽食の時代と呼ばれる現代でも欠乏症になることがあります。

ビタミンB_1が欠乏すると脚気になりますし、ビタミンB_{12}が欠乏すると、**記憶力や集中力が低下するほか、神経が過敏になったり、うつ的になったりします。**貧血を起こすことでも有名です。

ただし、これらの欠乏症が怖いからと大量に摂取すると、脳に障害が起きることがあるので、サプリメントでの大量摂取もおすすめできません。

脳に必要な栄養素は、薬ではなく食品でとるほうが副作用の心配もなく安全です。極端な食事制限は避けて、栄養バランスのいい食事を心がけてください。

脳が老けない人の習慣

脳に栄養を届けるのは肉に含まれるビタミンB群のみ。
70代からは肉を食べて、目指せ「健康・健脳ご長寿」！

健康に気を付けて料理にはサラダ油を使っている

サラダ油は「サラダ」と名前についているから健康にいいと勘違いしている人が、まれにいます。

もともとは、野菜サラダにかけて、生で食べられる油として売り出されたものなので、そのイメージで「ヘルシー」だと思っているのかもしれません。

しかし、サラダ油はほかの食用オイルに比べてトランス脂肪酸が多く含まれているため、とり過ぎると血液中のＬＤＬコレステロール（悪玉コレステロール）濃度を上げ、ＨＤＬコレステロール（善玉コレステロール）濃度を下げてしまいます。

悪玉コレステロール値が上がると、脳の血管がつまりやすくなるため、脳血管性の認知症のリスクが上がります。

そのため、サラダ油は「体には悪くない」ですが、「脳にはよくない」のです。

認知症の原因物質を取り除く、すごいオイル

では、「脳にいい油」というものは、あるのでしょうか。

アメリカのオーバーン大学で実施された調査で、植物由来の特定のオイルに、**記憶障害や認知障害を誘発する、脳の炎症を抑える効果があることがわかりました。**

そのオイルとは、エクストラバージンオリーブオイルです。

この研究は、エクストラバージンオリーブオイルに含まれる「オレオカンタール」という物質に、抗酸化作用と抗炎症作用があることがわかったほか、脳の機能を修復する力があるという、画期的な発見でした。

オレオカンタールは、ＡＭＰ活性化プロテインキナーゼと呼ばれる**代謝タンパク質**

の活動を促し、脳内の「オートファジー」機能を活性化してくれます。

オートファジーとは、前述したように、細胞内部の古くなった悪玉タンパク質が新しく作り替えられるメカニズムです。

具体的には、アルツハイマー型認知症に関連性があるとされている有害なタンパク質「アミロイドベータペプチド」が固まった「アミロイド斑」という老廃物が、オートファジーにより脳から排除されるのですが、その際にオレオカンタールがサポートすることがわかったのです。

アメリカのラッシュ大学の医学部に属する、ヘルシー・エイジング研究所の調査によると、毎日24g以上のエクストラバージンオリーブオイルを摂取したグループは、15g以下しか摂取しなかったグループに比べて、**アルツハイマー型認知症を発症するリスクが80%も下がったという報告もあります。**

24gのオリーブオイルとは、大さじにすると2杯程度です。

普段の料理に使う油をエクストラバージンオリーブオイルに代えるだけで、1日の必要量がとれます。

朝食のパンにバター代わりにオリーブオイルを付けたり、夕食のみそ汁に大さじ1杯のオリーブオイルを足したりしても、いいでしょう。

脳が老けない人の習慣

脳の炎症を抑えるオリーブオイルを活用して、アルツハイマー型認知症を予防!

「しょうゆドボドボ」がやめられない

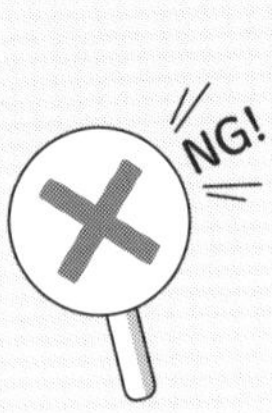

年をとると、目が悪くなったり、耳が遠くなったり、いろいろな感覚が鈍くなるものです。なかなか気が付きにくいものですが、味覚や嗅覚もしかりです。

味覚が鈍くなるのは、舌にある味蕾《みらい》の新陳代謝のサイクルが加齢によって遅くなるからです。細胞や皮ふと同じですね。

特に、塩味は加齢とともに感じにくくなり、高齢者は若い人の12倍も塩分を使わないと、同じ味に感じないともいわれています。

これが、高齢者がよく「しょうゆをドボドボかける」と指摘される所以です。

味覚が鈍くなること自体は加齢による変化なので、「仕方がない」と受け入れるしかないのですが、塩分のとり過ぎは看過できません。

塩分をとり過ぎると、血液中の塩分濃度が上がります。体はその濃度を薄めるために血液中の水分を増やすので、血管内を流れる血液の量が増え、細い血管にかかる圧力が高まります。これが、高血圧の原因と考えられているからです。

高血圧などの生活習慣病は脳梗塞や脳出血の危険因子となり、脳血管性認知症になるリスクを高めます。

そこで提案したいのが、スパイスを使った減塩です。

焼き魚には、しょうゆではなくユズやレモンの果汁をかけたり、煮物には木の芽の香りをまとわせたり。**普段の和食を、スパイスで「料亭風」なひと皿に変身させれば、目も舌も心も満足させながら減塩することができます。**

洋食であれば、スパイスたっぷりのカレーライスや、ハーブを使った肉のグリルもいいでしょう。

スパイスが認知症を予防する、もうひとつの理由

スパイスが認知症予防に効果的な理由は、「香り」にもあります。

香りは鼻で認識されるものですが、最近の研究では、認知症や認知症予備軍の人は匂いを感じる機能が鈍くなっていることが指摘されています。

日本人の認知症で最も多いアルツハイマー型認知症では、**記憶を司る海馬の萎縮が見られるより以前に、海馬よりも脳の外側にある「嗅内皮質」が病魔に冒されることがわかっています。**

嗅内皮質は嗅覚に大きく関わる部分であるため、記憶障害を発症するよりも先に嗅覚の低下が症状として現れるのです。この嗅覚の低下は、認知症を発症する10年くらい前から見られるという研究もあります。

認知症ではない人でも、嗅覚は60代くらいからどんどん低下していくものです。しかし、嗅覚の低下は自分で気づくことが難しく、気づいた頃には認知症が進行していたという人も少なくありません。

食べることが好きな人は認知症になりにくいといわれますが、これは嗅覚を刺激して、脳を活性化させているとも考えられます。

「スパイス」と「香り」を意識した料理で、おいしく脳のアンチエイジング。

ぜひ普段の食生活に取り入れてみてください。

脳が老けない人の習慣

鼻が利かなくなると、ボケの始まり。
「スパイス」と「香り」で、
おいしく脳のアンチエイジング。

健康を意識して果物を食べている

健康のためには、「毎日野菜３５０ｇ、果物２００ｇ」といわれています。

特に果物は、意識しないと毎日とることが難しいので、「頑張って食べている」という人もいるかもしれません。

しかし、最近の果物は品種改良が進み、昔の果物よりも果糖が多く「甘過ぎる」と感じるものまであります。果糖は肝臓でブドウ糖に変換されるので、**甘過ぎる果物の食べ過ぎは肝臓に負担をかけて、血糖値の上昇や中性脂肪の増加につながるおそれもあります。**

そこで私は、70代以上の人には「バナナ１日２本か、リンゴ１個」を、脳の老化防止フルーツとしておすすめしています。

1日1個のリンゴで「ボケ知らず」

最近の研究で、アルツハイマー型認知症の患者の血液には、抗酸化成分が少ないことがわかりました。

この報告によれば、**ビタミンEを摂取することで、アルツハイマー型認知症のリスクが下がるほか、記憶の改善や認識力が高まるという効果も認められています。**

しかし、1日3回の食事で、種子類、豆類、緑黄色野菜をバランスよくとろうとすると、献立を考えるだけでおっくうになってしまう人もいるでしょう。

ストレスを感じることは脳にとってマイナスです。バランスのいい食事を考えることが苦痛になってしまったら本末転倒。

そこで、おすすめしたいのが、バナナとリンゴです。

バナナには、ビタミンEが豊富に含まれています。ビタミンEは脂溶性ビタミンのひとつなので、ナッツ類や卵、うなぎに多く含まれていますが、手ごろな値段で、手軽に食べられて、年中手に入るものと考えたら、バナナが断然おすすめです。

リンゴは、ビタミンEの含有量は微量ですが、高い抗酸化作用を持つケルセチンが含まれています。

ケルセチンは、活性酸素を除去してくれるポリフェノールの一種です。

活性酸素は、呼吸から取り込まれた酸素が食事からとった栄養を燃やしてエネルギーにする際に発生するもので、適量であれば細菌やウイルスから体を守ってくれる物質です。

しかし、過剰に発生すると正常な細胞まで攻撃してしまうため、動脈硬化や認知症を発症するリスクを上げ、心血管疾患や生活習慣病などを招きます。

これが、ケルセチンを摂取することで、認知機能の低下を防げる理由です。

また、リンゴの皮には、抗酸化作用の高いポリフェノールも多いので、皮ごと食べるとさらなる効果が期待できます。

イギリスのことわざ「1日1個のリンゴで医者いらず」ならぬ、「1日1個のリンゴでボケ知らず」ですね。

脳が老けない人の習慣

70代からの脳活フルーツは、バナナかリンゴ。
アルツハイマー型認知症の予防と、死亡率を下げます。

口さみしくて、おやつに手が伸びる

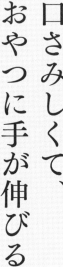

生活習慣病を予防するためにウエストとウエイトをコントロールしようと、おやつを我慢している人もいるかもしれません。

しかし、大人にも、脳に栄養を与えるための「おやつ」は必要です。

特に、もの忘れなど、**認知機能の低下が気になりだしたら、記憶の改善や認識力を高め、アルツハイマー型認知症のリスクを下げる、ビタミンEをとりましょう。**

前項でもお話ししたバナナもいいですが、午後の休息時間のおともには、よりビタミンEが豊富なナッツがおすすめです。

脳の栄養というと糖を連想する人が多いので、ナッツよりもバナナのほうがおやつ向きに思う人もいるかもしれません。でも、ナッツに含まれるレシチンが脳の活性化に大変いい働きをしてくれるので、大人のおやつには断然、糖分よりもナッツです。

レシチンとは脂質の一種で、**体の中でアセチルコリンという神経伝達物質に変わり、記憶力や理解力の向上に一役買います。**つまり、アセチルコリンは脳にとっての潤滑油のような存在です。

実際、アセチルコリンを増やす薬を飲むと認知症の症状が改善されるので、アルツハイマー型認知症などの治療に用いられています。

毎日ナッツをひとつかみ。これを習慣にするといいでしょう。

脳が老けない人の習慣

高齢者には、脳に栄養を与える「おやつ」が必要。
3時のおやつは、脳の潤滑油になるナッツをひとつかみ。

健康食品をよく買う

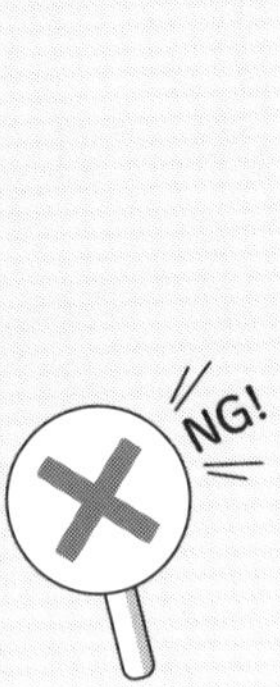

テレビや雑誌を見ていると、「骨粗しょう症予防にカルシウム」「ひざや腰の痛みにコンドロイチン」なんて、サプリメントの広告ばかりが目に入ります。

そうなると気になるのが「脳のアンチエイジング」にいいサプリメント。

一時期、「頭がよくなる栄養素」として話題になったＤＨＡ（ドコサヘキサエン酸）は脳活に効果があるのか？　という質問もよくいただきます。

ＤＨＡは脳や網膜、中枢神経組織の発達に関係するといわれています。これは、脳の60％は脂肪でできていて、その中で最も豊富な脂肪がＤＨＡだからです。

また、脳の組織の中にあるほとんどのＤＨＡは、神経細胞同士の接触部である「シナプス」に含まれています。そこから、**神経細胞から出る信号の伝達にDHAが不可欠だと考えられ、認知機能の改善に効果が見込まれています。**

このDHAは、体内で合成できない不飽和脂肪酸のひとつで、血液中の中性脂肪やコレステロール値を調節する働きがあり、**脂質異常症や高血圧などの認知機能を下げるリスクとなる疾患を予防するほか、脳の働きを正常に保つ働きがあります。**

体内でDHAに変換される成分EPA（エイコサペンタエン酸）も、**血液中の中性脂肪を低下させ、血液の凝固を抑えて血栓を予防することで、認知症リスクとなる動脈硬化や脂質異常症を予防してくれます。**

認知症予防だけじゃない！ DHAのすごい効果

また、富山医科薬科大学和漢薬研究所の浜崎智仁教授は、魚の油に含まれるDH

Aには、ストレスを抑制する作用があると報告しています。
浜崎教授は大学生41人に対し、一方のグループにはDHAの入ったカプセルを、もう一方のグループには植物油の入ったカプセルを3か月間毎日飲んでもらうという実験を行いました。

その後「PFスタディ」というストレスを感じさせる絵を見せ、それに対する反応を自由に記述させたところ、DHAの入ったカプセルを飲んだグループのほうがストレスを感じにくいという結果が出ました。

フィンランドの研究では、魚嫌いの人は抑うつ状態になりやすく、魚好きの人と比べてそのリスクが2倍であったとの報告もあります。また、うつ病や双極性障害の人は血液中のDHAが足りないことも報告されています。

DHAは抗ストレス作用からも脳のアンチエイジングに有効と考えられます。

ＤＨＡとＥＰＡは、合わせて１日１０００㎎以上を目指すことが推奨されています。ＤＨＡはマグロの脂身やサバに、ＥＰＡは鮭やサバに多く含まれていますが、毎日新鮮な魚を買ってきて食べるのはちょっと大変でしょう。

そこでおすすめしたいのがサバ缶です。可食部１００ｇあたりＤＨＡが１３００㎎、ＥＰＡが９３０㎎含まれています。

缶詰やサプリを上手に利用して、「食べる脳活」を始めてください。

脳が老けない人の習慣

70代から飲むべきサプリは、ＤＨＡとＥＰＡ。サプリよりもおいしくて経済的な、サバ缶を利用した脳活がおすすめ。

夜眠れなくなるからコーヒーは飲まない

睡眠が脳を活性化するというお話をすると「カフェインが多い飲み物は、眠れなくなるからやめる」という人がいます。

カフェインが多い飲み物といえば、真っ先に思い浮かぶのはコーヒーでしょうか。

でも、**1日に2〜3杯コーヒーを飲む人は、認知症になるリスクが低くなるという報告があります。**これは、コーヒーに含まれるカフェインや、ニコチン酸の原料であるトリゴネリンが脳神経細胞を活発にしてくれるからです。

コーヒーにはポリフェノールの一種である抗酸化物質のクロロゲン酸が豊富に含まれています。**クロロゲン酸には血糖値の改善効果と抗酸化作用があるため、認知機能低下のリスク要因である糖尿病と、アルツハイマー型認知症の両方の予防にコーヒー**

は有効なのです。

また、国立国際医療研究センター糖尿病研究部が、日本人5万6000人を対象に行った、コーヒーの摂取と糖尿病の関係についての調査によると、週に3~4杯のコーヒーを飲む人は、まったく飲まない人に比べて、糖尿病を発症するリスクが男性で17%、女性で38%低下しました。認知機能低下のリスク要因となる糖尿病の予防になるということは、認知症の予防にもなるということです。

コーヒーが苦手な人は、緑茶を

コーヒーの味が苦手な人は、カテキンやミリセチンというポリフェノールが豊富な緑茶を飲んでもいいでしょう。

金沢大学医薬保健研究域医学系の山田正仁教授らの研究によると、**毎日緑茶を飲む**

人は、飲まない人に比べて認知症の発症率が3分の1程度に抑えられたそうです。

また、最近の研究では、緑茶のエキスによって脳神経細胞のネットワークが増えることもわかっています。

脳の老化防止には、白湯よりもコーヒーか緑茶を積極的に飲むといいでしょう。

脳が老けない人の習慣

脳には、1日3杯のコーヒーか緑茶を。
抗酸化作用で、アルツハイマー型認知症を予防！

第4章

70歳からの、やってはいけない運動習慣

もう何年も運動をしていない

「頭脳派」と「肉体派」と対《つい》でいわれるように、運動と脳は別のものと考えられがちですが、実は重要な結びつきがあります。

体は、脳から「筋肉を動かせ」という命令がないと動くことができません。この運動の命令は、大脳の前頭葉から発せられます。脳の血流を調べると、手足を動かせという命令が出る前に、すでに大脳の運動神経の中枢部分の血流が増えていることがわかります。

つまり、手足を動かすだけで、脳にとっては十分に「運動」になっているということです。

「手足を動かすだけでＯＫ」なので、体力に自信がない人や、昔から運動が苦手だった人は、手足をぶらぶらさせるだけとか、指回し運動をするだけでも、脳への刺激が期待できます。

でも、動かす筋肉が大きいほど脳への刺激も大きくなるので、**脳の活性化を狙うのであれば、人間の体の中で一番大きな筋肉「大腿四頭筋《だいたいしとうきん》」を動かす運動をするといいでしょう。**

そういうと、なんだか大変そうに思う人もいるかもしれませんが、実は簡単。散歩をするだけでいいのです。

大腿四頭筋は、太ももの前にある筋肉なので、**歩くだけでも脳活になります。**

これは海外の研究ですが、65歳以上の6万３４３４人の中から、認知症を発症していない９００８人を選び、歩行よりも強い運動を週３回以上行う「よく運動する」グループと、歩行程度の運動を週3回以上行う「少ない運動」グループ、「運動しない」グループの3つに分けて、5年間の追跡調査をしたところ、**「よく運動する」グループのほうが、ほかのグループよりもアルツハイマー型認知症の発症率が少ないことがわかりました。**

この結果から考えると、ただのんびりと歩いて散歩をするよりも、運動強度を少し上げた「早歩き」で散歩をするほうが、より「脳の老化予防」にいいでしょう。

70歳から取り入れたい、軽い運動

毎日20分、早歩きで散歩ができたら理想的なのですが、ひざや腰に痛みがある人は、無理は禁物です。その場合は、1日30分のゆっくりした散歩を行いましょう。

雨が降っていたり、健康が心配になるほど暑かったり寒かったりして、散歩に行くことが難しい日は、屋内のショッピングモールを30分歩いてみてもいいでしょう。頭がスッキリするだけでなく、健康も増進できますよ。

家から出ることが難しい人は、ラジオ体操を行うだけでも十分です。

朝6時30分から始まるラジオ放送や、6時25分から始まるテレビ体操に合わせて時間をとることが難しければ、好きな時間にユーチューブで「ラジオ体操」を見ながら行うこともできます。便利な時代になりましたね。

脳が老けない人の習慣

毎日30分の散歩かラジオ体操で、
ぼんやり脳に血流を促して、活性化!
それもおっくうなら、手足をブラブラさせるだけでもOK。

健康のために毎日1万歩、歩いている

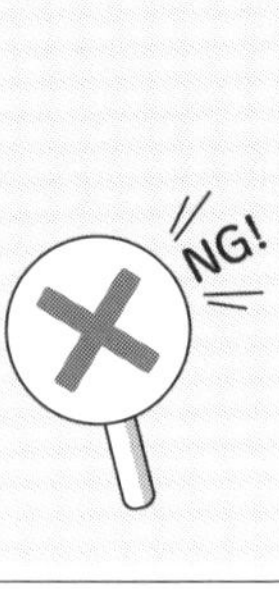

令和4年度にスポーツ庁が18~79歳の男女2万人を対象として行った、「スポーツの実施状況等に関する世論調査」によると、60~70代の人が「初めて実施した、または久しぶりに再開した運動・スポーツ」の1位はウォーキングだそうです。

2位以降の種目である「体操」や「トレーニング」、「ランニング」と回答した人がそれぞれ5%以下なのに対し、ウォーキングと回答した人は20%を超えています。いかにウォーキングが高齢者に支持されているかがわかる結果です。

私のもとを訪れる患者さんの中にも、「毎日1万歩を目標にしている」という人がいます。長い期間、毎日1万歩歩いてきた人は、そのまま続けていただくのがベストですが、先の調査のように、ウォーキングを「初めて実施」または「久しぶりに再開」する人は、**1日6000〜8000歩くらいを目標に始めてみてはいかがでしょうか。**

70歳からの、歩き方

70代の人の歩くペースでは、20分の早歩きまたは30分の散歩で2000歩くらいの計算になります。ここに、日常生活を送る中で自然と歩く歩数、5000歩前後を足すと、合計で7000歩前後になります。

これが、前項で「早歩き20分」をおすすめした理由です。

東京都健康長寿医療センターの青柳幸利博士の研究では、**「1日8000歩、そのうち早歩き20分」**が理想とされています。

でも、ひざや腰に痛みがある人は、無理せず「毎日30分のゆっくりした散歩」をするだけで十分です。

30分間歩き続ける体力に自信がない人は、10分歩きを1日3回にわけて行ってもいいでしょう。

ウォーキングを行うと、ＢＤＮＦ（脳由来神経栄養因子）が増えるため、**脳神経細胞のネットワークができやすくなります。**

同時に、脳の血流も増えて、**神経細胞に酸素とブドウ糖が供給されるので、脳が活性化されますよ。**

脳が老けない人の習慣

健康ご長寿の目標歩数は、1日6000〜8000歩。
ひざや腰に痛みがある人は、30分のゆっくりした散歩で十分。

ウォーキングのポイント

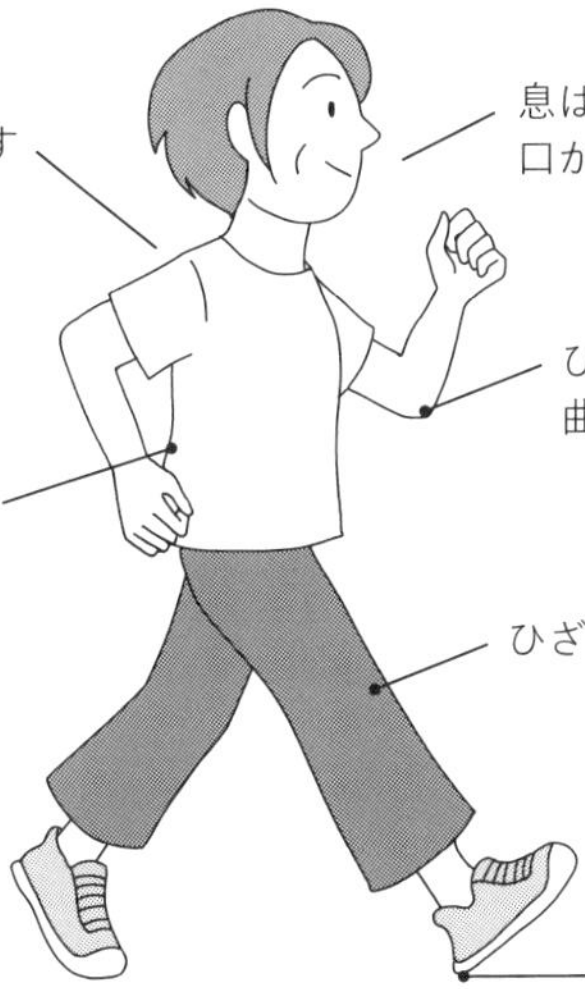

背筋を伸ばす
息は鼻から吸って、
口から吐く
ひじは90度に
曲げる
腰が反らない
ように注意
ひざを伸ばす
かかとから着地

●姿勢

肩の力を抜き、上に引っ張られるイメージで背筋を伸ばし、軽くあごを引いて胸をはった姿勢がベスト。ただし、腰が反らないように注意。

●腕の振り方

軽く手を握り、ひじを90度に曲げて前後に振る。腕を後ろに大きく引くと肩甲骨がよく動き、ウォーキングの効果が高まる。

●足の運び方

かかとから着地し、足裏全体をつけて体重移動をして、足先をまっすぐ前に向けて踏み出す。ひざ痛の原因になるので、着地の際はひざが曲がらないように注意。

●歩幅

歩幅を少し大きくして、できれば早歩きを。

●腹式呼吸

腹式呼吸が難しい場合は、鼻から息を吸い、口からゆっくりと息を吐く。息を吐き切れば呼吸が深くなり、自然と腹式呼吸になるはず。

外に出るのがおっくうで、ウォーキングもできない

散歩やウォーキングが、認知症予防に効果があることは、前項でお伝えしたとおりですが、体力が落ちたり、気持ちが沈んだりしていると、外に出ることすら、ハードルが高いと感じる人もいらっしゃいます。

そんな人におすすめしたい運動は、筋力トレーニングです。

筋力トレーニングは跳んだり走ったりしなくても行えますし、自分の体力に合わせて負荷を選ぶこともできます。それでも、**筋肉を動かすだけで、運動神経を通して脳から筋肉に命令が出されるので、「脳のトレーニング」になります。**

筋肉が動けば感覚神経から脳へ刺激が送られるので、脳の働きをさらに活発にして

くれます。

また、筋トレをすると体全体の血流も促進されるので、脳への血流も増え、脳の活性化にもつながります。

シニアこそ、自宅でスクワットを！

筋トレと聞くと、ボディビルダーのようなマッチョなトレーニングをイメージして「無理、無理！」とおっしゃる人がいますが、シニアの筋トレはジムに通う必要も、ムキムキに鍛える必要もありません。

まずは、1日10回のスクワットから始めてみましょう。

筋力は30代から1年に1％の割合で減少するといわれています。なかでも特に筋力が落ちやすいのが足腰なので、スクワットが有効なのです。

筋力が落ちていて、体がグラグラしてしまう人は、壁やイスの背に手をかけて、安定した姿勢で行ってください。それでも難しい人は、イスに座った状態から、立ち上がる動作を10回繰り返すだけでもいいでしょう。

下半身の筋肉は、血液を足先から重力に逆らって心臓にまで上げて、循環させるためのポンプ機能も担っている重要な筋肉です。

1日10回のスクワットは、脳のアンチエイジングだけでなく、体の健康維持にも効果があります。

脳が老けない人の習慣

筋肉が動くと脳に刺激が送られるので、
70代からは「筋トレ」で「脳トレ」を。

正しいスクワットのやり方

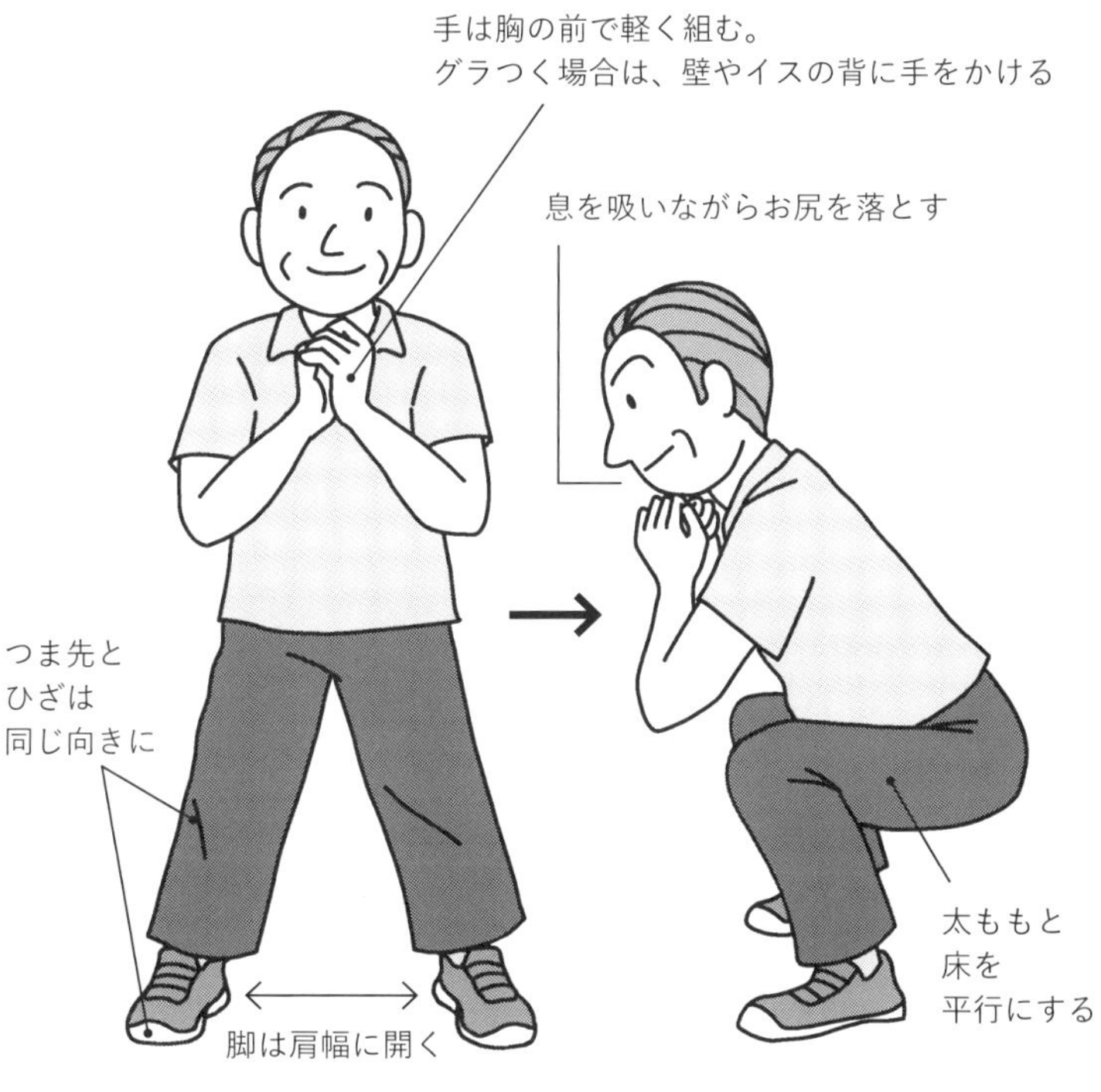
手は胸の前で軽く組む。
グラつく場合は、壁やイスの背に手をかける
息を吸いながらお尻を落とす
つま先と
ひざは
同じ向きに
脚は肩幅に開く
太ももと
床を
平行にする

① 脚を肩幅に開き、手を胸の前で軽く組む

つま先はひざと同じ方向に向け、腰幅くらいに脚を開く。

② お尻を落とす

太ももと床が平行になるくらいまで、息を吸いながらお尻を落とす。このとき、背すじをまっすぐ伸ばし、ひざがつま先よりも前に出ないように注意。

③ ゆっくりと①の姿勢に戻る

息を吐きながら姿勢を戻す。できれば、①、②を3～4回繰り返す。

健康体操をやっても三日坊主だ

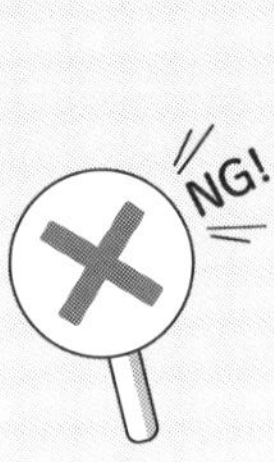

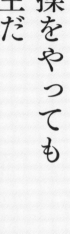

認知症の予防には、スポーツが効果的だといわれています。

そう聞いて、シニア向けの健康体操を始めたという人に会いますが、継続することが難しいようです。

その理由は、「楽しみ」がないからかもしれません。

人は、楽しいことは続けることができます。そこには、100ページでお話しした、ドーパミンという脳内物質が関係しています。

では、シニアでも始められる、楽しいスポーツとは何でしょうか。

70歳からの、スポーツのすすめ

健康スポーツとして、シニアにサッカーなどの球技をすすめる人がいます。

目でボールを追うことで動体視力が鍛えられる上に、声をかけ合いながらボールを交換することで反射神経が鍛えられるからです。

しかし、ひざや腰が痛むと歩くのすらおっくうになるのに、走って、片足で立ってボールを蹴るなんて、「とてもじゃないけど無理！」と、想像するだけでも途方に暮れてしまう人もいるでしょう。

そこで、私がおすすめしたいスポーツは、テニスです。

今、60~70代の人は、１９８０年代の「テニスブーム」で、テニスをちょっとかじったことがある人も多いでしょう。

あの頃のように、30分も40分もコートを縦横無尽に走り回ることはできなくても、ボールをラケットで打ち合う数分のラリーだったら、体力に自信がなくなってきた今でも、楽しくできるのではないでしょうか。

ラリーも、サッカーと同じく**相手やボールの動きを見ながら、打ち返す場所や、ボールの速さなどを状況判断しないといけないので、瞬間的にたくさんのことを考えなければなりません。**これが、脳にとっても運動になるのです。

腕力や握力に自信がない人にとっては、テニスのラケットは重く感じられるかもしれません。その場合は、テニスよりもラケットが軽い、バドミントンや卓球を楽しんでもいいでしょう。

テニスもバドミントンも卓球も対人競技なので、「そもそも打ち合う相手がいない」と困ってしまう人もいるかもしれません。

その場合は、地域のサークルに参加したり、シニアを対象としたスクールに通ったりしてみてはいかがでしょうか。

新しい交友関係が広がり、会話も増え、さらに脳にいい効果が期待できます。

サークルやスクールが近くにない人や、運動が苦手でスクールやサークルに行きたくない人は、一人で壁打ちをしてもいいでしょう。

バドミントンのシャトル（羽）は球ではないので、壁打ちでは戻ってこないと思う人もいるかもしれませんが、シャトルも壁に当たると方向転換をして戻ってくるので、一人でもラリーを楽しめますよ。

青春時代を思い出しながらボールを打つ。心まで元気になりそうでしょう？

脳が老けない人の習慣

「目で球を追う」「ラケットを握る」ことで脳を活性化！
ラリーを楽しむ程度の、テニスやバドミントン、卓球を。

おわりに

近年、「老人脳」や認知症に関する書籍が増えてきました。当事者はもちろんのこと、広く周囲の人たちも、加齢による脳の変化や老人の脳の「クセ」、そして、認知症という病気について詳しくなることは、とてもいい傾向だと思っています。

けれども、まだ認知症医療の現場のことはあまり知られていません。これが本書の刊行を思い立ったきっかけです。

認知症は「受診すれば治る」病気ではありません。医者にできるのは認知症を診断すること、投薬などで進行を穏やかにすることだけです。

私の母は脳梗塞の合併症である脳血管性認知症で、9年間寝たきりで亡くなりました。私も父も医者でありながら、母の脳梗塞と認知症を防ぐことも治すこともできませんでした。生活習慣を改善して、血圧管理を行い、「脳にいいこと」をしていれば、少なくとも10年は発症を遅らせることができたでしょう。

だから本書では、生活習慣の改善、誤った「脳によさそうな」行動を改めること、本当に脳を活性化してくれる「新しい経験をする」ことについてお話ししました。

認知症は、本人よりも家族が困る病気です。初めのうち、困るのは本人です。でも認知症が進行するにつれ、家族が傷つくことが増えます。明るかった祖父母の顔が陰鬱になった、聡明だった父母に「できないこと」が増えた。それなのに本人には自覚すらない……。家族の愚痴を聞くのが医者の仕事かもしれないと思うこともあります。

家族にとって、認知症は不条理の世界です。どんなに手をつくしても感謝もされませんし、愛情を返してもらえません。だからこそ、認知症の患者・予備軍の人には、感謝や愛情を伝えられるうちに、今、きちんと認知症について知ってほしいのです。

この本が、家族や周囲の人の不条理の解消に少しでも役に立てばと思っています。

それが、神経内科医として医療に携わる私の願いです。

米山公啓

脳が老化している人に見えている世界

発行日　2023年6月13日　第1刷

著者　米山公啓

本書プロジェクトチーム
編集統括　柿内尚文
編集担当　小林英史
編集協力　泊久代
カバーイラスト　メイボランチ
本文イラスト　石玉サコ
カバーデザイン　井上新八
本文デザイン　菊池崇、櫻井淳志（ドットスタジオ）
校正　植嶋朝子

営業統括　丸山敏生
営業推進　増尾友裕、綱脇愛、桐山敦子、相澤いづみ、寺内未来子
販売促進　池田孝一郎、石井耕平、熊切絵理、菊山清佳、山口瑞穂、吉村寿美子、矢橋寛子、遠藤真知子、森田真紀、氏家和佳子
プロモーション　山田美恵、山口朋枝
講演・マネジメント事業　斎藤和佳、志水公美

編集　栗田亘、村上芳子、大住兼正、菊地貴広、山田吉之、大西志帆、福田麻衣
メディア開発　池田剛、中山景、中村悟志、長野太介、入江翔子
管理部　早坂裕子、生越こずえ、本間美咲、金井昭彦
マネジメント　坂下毅
発行人　高橋克佳

発行所　株式会社アスコム

〒105-0003
東京都港区西新橋2-23-1　3東洋海事ビル
編集局　TEL：03-5425-6627
営業局　TEL：03-5425-6626　FAX：03-5425-6770

印刷・製本　中央精版印刷株式会社

Printed in Japan ISBN 978-4-7762-1265-2